大医传承文库·疑难病名老中医经验集萃系列

冠心病全国名老中医
治验集萃

主编 翟双庆

全国百佳图书出版单位
中国中医药出版社
·北 京·

图书在版编目（CIP）数据

冠心病全国名老中医治验集萃 / 翟双庆主编 . —北京：
中国中医药出版社，2024.1
（大医传承文库 . 疑难病名老中医经验集萃系列）
ISBN 978-7-5132-7959-8

Ⅰ . ①冠… Ⅱ . ①翟… Ⅲ . ①冠心病—中医临床—经
验—中国—现代 Ⅳ . ① R259.414

中国版本图书馆 CIP 数据核字（2022）第 231799 号

中国中医药出版社出版
北京经济技术开发区科创十三街 31 号院二区 8 号楼
邮政编码　100176
传真　010-64405721
保定市中画美凯印刷有限公司印刷
各地新华书店经销

开本 710×1000　1/16　印张 10.75　字数 154 千字
2024 年 1 月第 1 版　2024 年 1 月第 1 次印刷
书号　ISBN 978 - 7 - 5132 - 7959 - 8

定价　49.00 元
网址　www.cptcm.com

服 务 热 线　010-64405510
购 书 热 线　010-89535836
维 权 打 假　010-64405753

微信服务号　zgzyycbs
微商城网址　https://kdt.im/LIdUGr
官 方 微 博　http://e.weibo.com/cptcm
天猫旗舰店网址　https://zgzyycbs.tmall.com

如有印装质量问题请与本社出版部联系（010-64405510）

《大医传承文库》
顾　问

顾　问（按姓氏笔画排序）

总 前 言

　　名老中医经验是中华医药宝库里的璀璨明珠，必须要保护好、传承好、发扬好。做好名老中医的传承创新工作，就是对习近平总书记所提出的"传承精华，守正创新"的具体实践。国家重点研发计划"基于'道术结合'思路与多元融合方法的名老中医经验传承创新研究"项目（项目编号：2018YFC1704100）首次通过扎根理论、病例系列、队列研究以及数据挖掘等定性定量相结合的多元融合研究方法开展名老中医的全人研究，构建了名老中医道术传承研究新范式，有效地解决了此前传承名老中医经验时重术轻道、缺乏全面挖掘和传承的方法学体系和研究范式等问题，有利于全面传承名老中医的道术精华。

　　在项目组成员共同努力下，最终形成了系列专著成果。《名老中医传承学》致力于"方法学体系和范式"的构建，是该项目名老中医传承方法学代表作。本书首次提出了从"道"与"术"两方面来进行名老中医全人研究，并解析了道术的科学内涵；介绍了多元融合研究方法，阐述了研究实施中的要点，并列举了研究范例，为不同领域的传承工作提供范式与方法。期待未来更多名老中医的道术传承能够应用该书所提出的方法，使更多名老中医的道术全人精华得以总结并传承。本书除了应用于名老中医传承，对于相关领域的全人研究与传承也有参考借鉴作用。基于扎根理论、病例系列等多元研究方法，项目研究了包括国医大师、院士、全国名中医、全国师承指导老师等在内的136位全国名老中医的道与术，产出了多个系列专著。在"大医传承文库·对话名老中医系列"中，我们邀请名老中医讲述成才故事、深入解析名老中医道术形成过程，让读者体会大医精诚，与名老中医隔空对话，仿佛大师就在身边，领略不同大医风采。《走近国医》由课题组负责人、课题组骨干、室站骨干、研究生等组成的编写团队完成，阐述从事本研究工作中的心得体会，展现名老中医带给研究者本人的收获，以期从侧面展现名老中医的道术风采，并为中医科研工作者提供启示与思考。《全国名老中医效方名论》汇集了 79 位全国名老中医的效方验方名论,是每位名老中医擅治病种的集中体现,荟萃了名老中医本人的道术大成。"大医传承文库·疑难病名老中医经验集萃系列"荟萃了以下重大难治病种著作:《脑卒中全国名老中医治验集萃》《儿科病全国名老中医治验集萃》《慢性肾炎全国名老中医治验集萃》《慢性肾衰竭全国名老中医治验集萃》《2 型糖尿病全国名老中医治验集萃》《慢性肝病全国名老中医治验集萃》《慢性阻塞性肺疾病全国名老中医治验集萃》《免疫性疾病全国名老中医治验集萃》《失眠全国名老中医治验集萃》《高血压全国名老中医治验集萃》《冠心病全国名老中医治验集萃》《溃疡性结肠炎全国名老中医治验集萃》《胃炎全国名老中医治验集萃》《肺癌全国名老中医治验集萃》《颈椎病全国名老中医治验集萃》。这些著作集中体现了名老中医擅治病种的精粹,既包括学术思想、学术观点、临证经验,又有典型病例及解读,可以从书中领略不同名老中医对于同一重大难治病的不同观点和经验。"大医传承文库·名老中医带教问答录系列"通过名老中医与带教弟子一问一答的形式,逐层递进,层层剖析名老中医诊疗思维。在师徒的一问一答中,常见问题和疑难问题均得以解析,读者如身临其境,深入领会名老中医临证思辨过程与解决实际问题的思路和方法,犹如跟师临证,印象深刻、领悟透彻。"大医传承文库·名老中医经验传承系列"在扎根理论、处方挖掘、典型病例等研究结果的基础上,生动还原了名老中医的全人道术,既包含名老中医学医及从医过程中的所思所想,突出其成才之路,充分展现了其学术思想形成的过程及临床诊疗专病的经验,又讲述了名老中医的医德医风等经典故事,总结其擅治病种的经验和典型医案。"大医传承文库·名老中医特色诊疗技术系列"展示了名老中医的特色诊法、推拿、针灸等特色诊疗技术。

以上各个系列的成果,期待为读者生动系统地了解名老中医的道术开辟新天地,并为名老中医传承事业做出一份贡献。

以上系列专著在大家协同、团结奋斗下终得以呈现,在此,感谢科技部重点研发计划的支持,并代表项目组向各位日夜呕心沥血的作者团队、出版社编辑人员一并致谢!

总主编　谷晓红

2023 年 3 月

前　言

　　《冠心病全国名老中医治验集萃》是"国家重点研发计划——基于'道术结合'思路与多元融合方法的名老中医经验传承创新研究"（NO.2018YFC1704100）之五"东北部地区名老中医学术观点、特色诊疗方法和重大病防治经验研究"（NO.2018YFC1704105）的重要成果。本著作的编写不局限于课题研究地域，是在全国范围内搜集的名老中医治疗冠心病的经验，在此对参编的名老中医工作室一并致谢！

　　名老中医是中医理论和临床实践的杰出代表，兼收并蓄前人经验，善于抓住疾病本质，思维严谨，用药精准，是中医从业人员的学习楷模。继承发扬名老中医的学术思想，提高中医临床疗效水平势在必行。为系统呈现名老中医群体治疗该病经验，本书荟萃了来自全国5个地区的7位名老中医，分别是国医大师严世芸教授，全国名中医王洪图教授、郭维琴教授，全国老中医药专家学术经验继承工作指导老师李景华教授、陈学忠教授、曹玉山教授、曾定伦教授。他们在冠心病治疗领域独具特色，在全国享有盛誉。他们的学术经验荟萃，将会对中医从业人员诊治冠心病具有极大的指导作用。

　　本书分别从医家简介、学术观点、临床特色、验案精选四方面对7位名老中医临床经验进行了阐述。

　　"医家简介"介绍了名医的学术背景、地位以及成就。

　　"学术观点"展现了名医独特的学术观点及其源流和发展过程。

　　"临床特色"展现了医家诊治疾病的特点，如特色诊疗、常用方药、特殊药物剂量、药物配伍等。如严世芸教授从"和"的思想出发，治疗冠心病首辨虚实，实证分痰、瘀、寒、食积、气滞五类，虚证有心阴虚、心阳虚、心气虚等，另有虚实夹杂证；王洪图教授提出"脾胃转枢是五脏藏神关键"的学术观点，从《内经》立论辨治冠心病；李景华教授认为五脏六腑皆可致冠心病，临证常见脾虚而子盗母气、肾虚而水火失济、肝血虚而木不生火、肺气虚而心肺两虚、肺金反侮心火等，治疗主张以补肾强心、化瘀通络为法；陈学忠教授设立"参芪冠心汤"治疗冠心病引起的胸闷、胸痛、气紧等症；郭维琴教授常用莪术、昆布、浙贝母化斑块，用于治疗动脉斑块形成、冠状动脉狭窄等疾病；曹玉山教授自创冠心病经验方瓜蒌薤白苏梗汤，采取通补兼施、标本兼顾的治疗原则，用益气化痰祛瘀之法治疗冠心病；曾定伦教授提出"阳微非必然，阴弦是主因"的观点，以痰、瘀立论，主张着眼"痹"字，以"邪实痹阻心脉，不通则痛"为基本病机，立足化痰浊、通瘀血辨治胸痹。

"验案精选"则选取了反映医家临床的经典案例，体现了名老中医特有的诊疗思维。该部分以专家按语的形式对验案进行点评，辨析患者脉证，详解诊断依据，阐释立法思路、药物加减变化等。将全案例整体分析与各诊次解读相结合，体现诊次之间的动态变化，展现名医临证思维方法。

此外，书中还结合当时的诊疗情况，立体展示了名老中医临床诊疗与弟子跟诊记录全貌，体现"道术结合"的传承内涵。同时，从人文关怀的层面，还原了名老中医如何用其认识感知世界的丰富经验来关切患者生命及与之共情的过程，提高了全书的高度和温度，是中医从业人员学习不同名老中医辨治冠心病道术的专业书籍。

本书编委会
2023 年 3 月

目　录

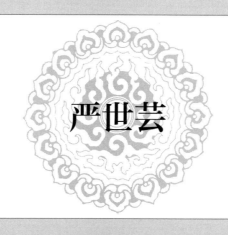

严世芸

一、医家简介

严世芸（1940—　），男，教授，曾任上海中医药大学校长、上海市中医药研究院院长。自幼受家庭熏陶，耳濡目染，医术精湛，父亲严苍山乃近代上海著名中医学家、中医教育家。后随张伯臾先生侍诊 15 年，深得其医术精髓。严世芸教授从事中医临床及教育工作 57 年，尤擅心脑血管疾病及各类疑难杂病的诊疗。热爱、忠诚且执着于中医事业，在医疗、教学、科研方面成绩卓著，获得多项国家级表彰。发表论文 50 余篇，主持各级各类课题 30 余项。

二、学术观点

严世芸教授从事中医临床及教学工作 50 余年，潜心研究中医各家学说 30 余年，在对历代各家中医理论及学说总结分析的基础上，结合自己的临床经验，逐渐形成了自己的学术思想——崇尚"和"的学术思想。严世芸教授认为，"和"是中华传统哲学的重要原理，是中华传统文化的价值追求和核心理念，是中医学的重要思想。中医学的生命观、疾病观、治疗观均以"和"为准则。

（一）"和"是中华传统文化的核心理念

从西周末年史伯谓"和实生物"、《诗经》的"和乐且孺"、《尚书》的"庶政惟和""燮和天下"、《资治通鉴》《二十四史》的"本中和而立政"等，到今天"和谐社会"概念的提出，几千年来，"和"思想渗透中华文明的哲学、历史、政治、伦理、宗教、教育、文学、艺术等方方面面，深刻地影响着中国人的生活。

1."和"是中国传统哲学的重要原理

《周易》言："乾道变化，各正性命，保合大和，乃利贞。"《道德经》以

"和"为核心内涵，阐述了宇宙的自然哲学，"道生一，一生二，二生三，三生万物。万物负阴而抱阳，冲气以为和"。《素问·六节藏象论》曰："三而成天，三而成地，三而成人。"《礼记·中庸》曰："中也者，天下之大本也；和也者，天下之达道也。"朱熹说："以其体而言之，则曰中；以其用而言之，则曰和。"黄宗羲说："离和无中，离达道无大本。"强调"和"作为道，万物均应尊崇，协调并济形成最高的和谐状态。

2."和"是万物产生的重要法则

《国语·郑语》言："夫和实生物，同则不继，以他平他谓之和。"《礼记·中庸》也提倡"致中和，天地位焉，万物育焉"。《通玄真经》曰："神明接，阴阳和，万物生矣。"《淮南子》曰："天地之气，莫大于和。和者，阴阳调，日夜分，而生物，春分而生，秋分而成，生之与成，必得和之精……阴阳相接，乃能成和。"《太平经》言："天地与中和相通，并力同心，共生凡物。"《吕氏春秋》曰："天地和合，生之大经也。"强调"和"产生万物。

3."和"是社会和人际和谐的准则

《尚书·尧典》言："八音克谐，无相夺伦，神人以和。""克明俊德，以亲九族。九族既睦，平章百姓。百姓昭明，协和万邦。"《论语》曰："礼之用，和为贵。""君子和而不同，小人同而不和。"董仲舒的《春秋繁露》说："是故治世之道，润草木，泽流四海，功过神明……故人气调和，则天地之化美。""乘阴阳之资，以任其所为，故为恶愆人力而功伤，名自过也。"黄宗羲说："知仁，圣义，中和是也。"司马光说："正直中和之谓德。"《尚书·周书》言："无依势作威，无倚法以削，宽而有制，从容以和……惟厥中。"《荀子·富国》说："上得天时，下得地利，中得人和，则财货浑浑如泉源，汸汸如河海，暴暴如丘山。"《道德经》言："知者不言，言者不知。塞其兑，闭其门，挫其锐，解其分，和其光，同其尘，是谓玄同。"强调社会人际关系"和"的重要性。

4.天地精气和合孕育生命

《管子·内业》曰："凡人之生也，天出其精，地出其形，合此以为人，和乃生，不和不生。"《周易·系辞传下》曰："天地氤氲，万物化醇。男女构精，万物化生。"《道德经》言："生与成，必得和之精。"强调精气和谐以孕育生命。

总之，"和"具有和平、平和、和谐、协调、和顺、和合、中和、融和、调和等义，是中国古代哲学的重要原理之一，是传统文化的价值追求。它注重不同事物在不断运动变化中，具有差异性、多样性的各要素间的相济相成，协调和谐，促进事物的不断更新、发展。

（二）"和"是中医学的重要思想

孕育脱胎于中国传统文化的中医学，从理论到实践，也无不贯穿着"和"的思想，它是认识和理解中医学的基础。中医学认为人的生命过程，始终处于不间断的变易之中，保持其内环境与外环境之间在变易中协调和谐的状态是维持人体生命健康的根本。《黄帝内经》是沿袭先秦文化的医学集萃之作，其"和"的思想理念一脉相承。在《素问》中"和"字出现 79 次，《灵枢》中"和"字也达 74 次，涉及人体生理、病理、调制法则各个方面。在其影响下，《伤寒论》和《金匮要略》中"和"出现 81 次，成为张仲景学术思想的核心。后世历代医家也都如此，并将"和"之含义在临床应用中不断拓展。故中医学的生命观、疾病观、治疗观均以"和"为准则。

1. "和"的生命观

（1）人与天地之"和"。①人与自然调和。《道德经》言："人法地，地法天，天法道，道法自然。"《素问·宝命全形论》曰："人以天地之气生，四时之法成。""人生有形，不离阴阳，天地合气，命之曰人。"《素问·五常政大论》曰："必先岁气，无伐天和。"《素问·五运行大论》曰："从其气则和，逆其气则病。"《灵枢·岁露论》曰："人与天地相参也，与日月相应也。""得时之和，虽有贼风邪气，不能危之也。"《类经》说："五运有纪，六气有序，四时有令，阴阳有节，皆岁气也。人气应之以生长收藏，即天和也。"《春秋繁露》言："此中和常在乎其身，谓之得天地泰。得天地泰者，其寿引而长。"强调人应顺应自然，与自然气候变化的节律协调统一，生命才能维持健康。②人与食物调和。《素问·生气通天论》曰："是故谨和五味，骨正筋柔，气血以流，腠理以密，如是则骨气以精。谨道如法，长有天命。"《素问·脏气法时论》曰："五谷为养，五果为助，五畜为益，五菜为充，气味合而服之，以补精益气。"说明食物要和合而用以达到最佳的补益状态。③人与社会、家庭调和。《素问·天元纪大论》曰："上以治民，下以治身，使百姓昭著，上下和亲，德泽下流，子孙无忧。"此外，《内经》中还强调夫妻之间要"阴阳和"，在社会中要"合于人事""故圣人遇之，和而不争"。强调人应与家庭、社会相适应协调，维持机体健康状态。

（2）人体自身之"和"。①阴阳气血调和。《素问·上古天真论》曰："其知道者，法于阴阳，和于术数。食饮有节，起居有常，不妄作劳。故能形与神俱，而尽终其天年，度百岁乃去。"《灵枢·平人绝谷》曰："血脉和利，精神乃居。"《灵枢·本脏》曰："血和则经脉流行，营复阴阳，筋骨劲强，关节清利矣；卫气和则分肉解利，皮肤调柔，腠理致密矣。"《素问·生气通天论》曰："是以圣人陈阴阳，筋脉和同，骨髓坚固，气血皆从。如是则内外调和，邪不能害，耳目聪明，气立如故。"王冰注："言循阴阳法，近养生道，则筋脉骨髓，各得其宜，故气血皆能顺时和气也。"《灵枢·天年》曰："五脏坚固，血脉和调，肌肉解利，皮肤致密，营卫之行，不失其常，呼吸微徐，气以度行，六腑化谷，津液布扬，各如其常，故能久长。"《素问·生气通天论》曰："阴平阳秘，精神乃治。"强调阴阳气血"和"，生命维持健康长寿。②五脏调和。《灵枢·脉度》曰："肺气通于鼻，肺和则鼻能知臭香矣；心气通于舌，心和则舌能知五味矣；肝气通于目，肝和则目能辨五色矣；脾气通于口，脾和则口能知五谷矣；肾气通于耳，肾和则耳能闻五音矣。五脏不和则七窍不通，六腑不和则留为痈。"强调五脏调和，机体活动处于正常状态。③精气神调和。《灵枢·天年》曰："人之始生……以母为基，以父为楯。"张介宾注："人之生也，合父母之精而有其身。"《素问·上古天真论》曰："二八肾气盛，天癸至，精气溢泻，阴阳和，故能有子。"《灵枢·天年》曰："血气已和，荣卫已通，五藏已成，神气舍心，魂魄毕具，乃成为人。"《素问·六节藏象论》曰："气和而生，津液相成，神乃自生。"强调精、气、神是生命的基本要素，精气神的和谐在人生命的产生及健康的维持中起重要作用。④情志调和。《素问·阴阳应象大论》曰："人有五脏化五气，以生喜怒悲忧恐。"《中庸》曰："喜怒哀乐之未发，谓之中，发而皆中节，谓之和。"《论语》曰："乐而不淫，哀而不伤。"《灵枢·本脏》曰："志意和，则精神专直，魂魄不散，悔怒不起，五脏不受邪矣。"表明人有正常的情志表达，情志调和则身体健康。同时，《素问·上古天真论》曰："恬淡虚无，真气从之，精神内守，病安从来。"指明人要修身养性，无欲无求，做到内心平静，则疾病少生。最后，在"志意和"与"五脏和"的基础上达到"形与神俱"的和谐统一，才是真正意义上的健康。

2."和"的疾病观

严世芸教授指出疾病皆由"不和"所致。《素问·生气通天论》曰："凡阴阳之要，阳密乃固。两者不和，若春无秋，若冬无夏。"《素问·五运行大论》曰："气相得则和，不相得则病。"《素问·调经论》曰："血气不和，百病乃变化而生。"强调血气不和导致疾病。《素问·五脏生成》中说："多食咸，则脉凝泣而变色……多食甘，则骨痛而发落。此五味之所伤也。"《素问·逆调论》曰："胃不和，则卧不安也。"表明五味不和而生疾病。《灵枢·脉度》曰："五脏不和则七窍不通，六腑不和则留为痈。"表明五脏不和导致疾病产生。《素问·举痛论》曰："悲则气消……思则气结。"《灵枢·口问》曰："悲哀愁忧则心动，心动则五脏六腑皆摇。"说明情志不和则生疾病。阴阳失和则"阴阳离决，精气乃绝"，表明阴阳失和是疾病发生、发展、变化的根本原因。

3."和"的治疗观

《素问·至真要大论》曰："必先五胜，疏其血气，令其条达，而致和平。"张介宾注："适其中外，疏其壅塞，令上下无碍，气血通调，则寒热自和，阴阳条达矣。"《伤寒杂病论》在继承上述理论的基础上又有所发展，论述疾病治疗的目的是"和则愈，不和则不愈"，且贯穿于整个六经辨证的全过程。强调"和"是治疗所追求的目标。历代医家对"和"进一步演绎，《医学心悟》有言："和之义则一，而和之法变化无穷焉。"

严世芸教授崇尚"和"，体现在治法上则是根据具体病机的不同，诸法并施，使阴阳、营卫、气血、津液、脏腑等功能协调和顺，具体体现于圆机活法、调和阴阳（肾阴肾阳）、调和气血、和而不同四个方面。

（1）圆机活法：严世芸教授崇尚"圆机活法"的临床思维，源于经典理论，更源于自己长期的临床实践。他指出中医临床思维特点即从病证出发，紧紧抓住证候的发展变化，病机转归，灵活应变，处方用药。他提出临床辨证思维原则即标本兼备，整体分析；结合证情，动态把握；个性共性，全面结合；指导治疗，灵活变化。严世芸教授完全突破中医传统辨证分型的束缚，主张有其证用其药，有其证用其方，随证治之，随机应变，法无常法。他倡导中医临床思维核心在于辨病机，即"圆机活法"。其具体表现为简单疾病抓主要症状，复杂疾病采用"证候要素组合法"，善于从调理中医"三大常规"（即食欲、睡眠、二便）和调畅情志为切入点，擅长病证结合及同步双向中西医结合等方法。严世芸教授深研中华传统文化，推崇"和"的中医学术思想，与诸子百家之"和"一脉相承。他指出中医治疗原则为协调阴阳气血；中医治疗目标为使机体脏腑、气血、阴阳达到"和"的状态。

例如，心系疾病临床表现为心悸症状，严世芸教授治疗时，有的以疏肝调畅情志、重镇安神为主，有的以温通胸阳为主，有的以补气活血化瘀为主，有的以补气养阴、补肾为主，有的以多个治法组"和"而治，核心是把握病机特点，最终获得较好的疗效——身体调和。严世芸教授始终重视把握疾病的病机发展特点，灵动处方，圆机活法，法无常法，是其治疗疾病活的灵魂。

（2）调和阴阳（肾阴、肾阳）：严世芸教授指出，阴阳乃万物之根本，贯穿于中医学的各个领域，无论是在生理或是病理状态下，二者都不是静态的均衡或失衡关系，而是一种动态的消长平衡。临床疾病证候虽复杂多变，但总不外阴阳两大类，阴阳的失和会导致各种纷繁复杂的临床症状。而医者诊病之要必须先辨明疾病的阴阳属性和消长状态，进而才能调和阴阳，使"阴平阳秘，精神乃治"，从而达到养生和治病的目的。然人之阴阳又以肾精为根本，故肾之阴阳是五脏六腑阴阳之根本。肾阴和肾阳相互依存、相互制约，以维持人体生理协调。一旦这种调和状态被打破，就会影响人体的阴阳协调而产生诸多症状和疾病。

严世芸教授在诊治疾病的过程中，尤其强调肾阴肾阳的调和，主张阳中求阴，阴中求阳。补肾阴常用地黄、山萸肉、枸杞子、麦冬等，补肾阳选用淫羊藿、补骨脂、肉苁蓉、巴戟天、仙茅等，同时常将温补肾阳药与补火助阳的附子同用，补肾填精常用鹿角片、紫河车等。

（3）调和气血：严世芸教授非常重视气血，气与血之间是息息相关的，正如《血证论》曰："气为血之帅，血随气而运行；血为气之守，气得之而静谧。"两者相互为用、相互资生，共同维系着人体的生命活动。严世芸教授认为气血为病最为常见，正所谓"血气不和，百病乃变化而生"。如外邪侵入、饮食劳倦，或情志不畅等，常致气滞、气逆、气陷、气虚等证，进而影响血液的正常生化运行，导致血不循经而出血、血行不畅而血瘀、生化不足而血虚等病变。三因致病，往往气先受之，进而入血分，影响血液的正常运行。

严世芸教授指出，久病入血，久病入络，久病多瘀，老年体弱，肌肤甲错即有瘀血。故认为"调养气血，百病乃安"。临床常采用补气、理气、升气、降气、活血、气血双补等治法。补气常选用生晒参、黄芪；理气常用柴胡、枳壳、陈皮、大腹皮、木香、香附等；降气常用旋覆花、降香、牛膝等；升气常用柴胡、升麻等；活血常用桃仁、川芎、三棱、莪术等；主张应用虫蚁搜剔络脉药，如地龙、土鳖虫、全蝎、蜈蚣等。

（4）和而不同：针对疾病的复杂病机，严教授擅长诸法并施，即将多种中医治法有机地结合起来，特别是把一些相反、不同的治法巧妙地融为一体，如寒热并用、攻补兼施、扶正祛邪等，处方特点为4～6个经方组合而成。严世芸教授认为：证情错杂，用药也不避杂乱之嫌，但要乱中有序，杂中有法，注意"补不宜呆滞，泻不可伤正，寒不能伤阳，温不可劫阴"，最终达到"调和"的目的，即"和而不同"。他首先肯定了差异性事物之间的和谐关系，承认"和"是对立统一体，符合自然辩证法。

三、临床特色

（一）辨虚实夹杂

1. 实证

胸痹实证有五，曰痰，曰瘀，曰寒，曰食积，曰气滞。上揣仲景之意，下度临床之证，实证当以痰、瘀、气滞为常见。凡胸痹之属于实证者，多见于身体壮实或病起不久的患者，治疗以祛实通脉、舒展胸阳为主。

气滞：气滞上焦，胸阳失展。临床表现以胸闷为主，或伴有嗳气，矢气则舒，时欲叹息，腹胀等症；气滞重者可有胸隐痛而不固定，苔薄白，脉细弦。治疗：瓜蒌、薤白、郁金、丹参。胸闷重者可另加枳壳，兼有寒象者加桂枝，此外沉香粉也可酌情选用。

痰饮之类，痰浊闭阻心脉，胸阳失展。临床又有痰饮、痰浊、痰火、风痰之别。

痰饮：胸闷重，胸痛轻，咳唾痰涎，苔白腻，脉滑；兼湿者，可见口黏，纳呆，倦怠，便溏。治疗：枳实、瓜蒌、薤白、半夏、茯苓，或可合用苓桂术甘汤之类。

痰浊：胸闷为主，或兼胸痛，痰黏，苔白腻而干，或淡黄腻；若痰稠，色黄，大便偏干，苔腻而干，或黄腻，是为痰热。治疗：竹茹、枳实、茯苓、半夏、陈皮、甘草、瓜蒌，痰热者加黄连。

痰火：胸闷为主，或兼胸痛，痰黄稠厚，心烦，口干，大便干，苔薄黄腻或白腻而干，脉滑数。治疗：枳实、瓜蒌、郁金、茯苓、海浮石、海蛤壳、黄连。

风痰：舌红或兼有中风后遗症，苔腻。治疗：可据病情选用天南星、石菖蒲、天竺黄、竹沥、生姜汁、川贝母、枳实、瓜蒌、半夏、茯苓，或用礞石滚痰丸等。

此外，若痰与寒相合，痹阻胸阳，闷痛明显者，可予瓜蒌薤白桂枝汤，必要时可加细辛、乌头之类；若痰气交阻，加郁金、厚朴、枳实之类。

血瘀：瘀血痹阻，心脉不通。临床表现以胸痛为主，痛如刺，甚或彻背，面色灰黄，舌有瘀斑或舌质暗，舌下青筋，重者舌质青紫，面色灰黑，脉细弦或涩，即《证治准绳》中所谓的死血心痛。治疗：丹参、当归、川芎、郁金。血瘀较重者加桃仁、红花、赤芍；瘀较久者，加虫类药搜剔，如土鳖虫、全蝎等；胸痛剧者，乳香、没药、细辛等酌情而用。

血瘀常与气滞、痰浊等并见，临床处理也当有所变化，灵活掌握。①气滞血瘀：根据胸痛、胸闷的程度和性质以及有关的症状表现，判断气滞、血瘀孰轻孰重。治疗：以气滞为主，兼有血瘀，按气滞用药，适当加活血药（活血不能太过），如选用当归、红花、益母草、泽兰、丹参、赤芍等养血活血之品，必要时可参入一些柏子仁、淮小麦等养心之品。血瘀重而气滞轻者，可按血瘀用药，加土鳖虫、莪术等，与瓜蒌、薤白、郁金、枳壳等理气药同用。②血瘀夹痰浊：临床可表现为胸闷，多吐痰沫，胸痛固定，或痛如刺，舌边青黑或有瘀斑，苔白腻或厚。治疗：治痰浊方药合桃红四物汤加土鳖虫，但临床辨证还须分清痰、瘀的主次轻重，然后遣方用药。

此外，痰、瘀、气滞三者相兼为痛，临床并不少见，也应辨清主次轻重，方可用药。然而，需要提及的是，目前治疗胸痹，因受西医某种理论的影响，临床弃辨证而偏执于化瘀者不少，投药亦不分轻重，这样恐不为功。

寒凝血脉：胸背疼痛较剧而冷，或见口唇青紫，苔白。究其病因病机，一为浊阴上占清阳之位，阴霾蔽空，抑遏阳气；一是寒客心胸，阳不胜寒，心脉凝泣。前者治当宣泄浊阴以通阳，药取桂枝、细辛、生姜、附子合瓜蒌皮、薤白等滑利气机之品；后者可取乌头、附子、荜茇、高良姜之类。对于寒邪凝脉，在临床上当须注意与阳虚生寒之证的区别，用药也有不同。

总之，胸痹一证虽有纯属实证者，但总的来说见之不多，在临床上应予注意。

2. 虚证

胸痹虚证临床多见，究其原因，其病多发于中老年，所谓"年四十而阴气自半"，体质已弱，加之本病多迁延日久，故易患虚证，治疗也宜以扶正补虚、振奋胸阳为主。

心气虚：心气不足，血滞心脉，胸阳不展。临床表现以胸闷隐痛、气短为其特征，心悸心慌，倦怠乏力，面色白，或易汗出，舌淡红肿，苔薄，脉虚细缓等症。治疗：党参、黄芪、白术、茯苓、甘草、黄精。在心气虚的胸痹中，常可兼见脾气虚、肺气虚、心神虚，或伴见中气不足等症，治疗时必须兼顾，参苓白术散、生脉散、甘麦大枣汤、补中益气汤等方均可灵活选用。

心阳虚：临床亦多见。一般的心阳虚，除可见心气虚的症状外，还可出现背冷畏寒、手足欠温、唇舌青紫、心胸疼痛阵作，舌淡润或淡白，脉沉细或微，临床进一步发展可见心肾阳虚之证，如四肢不温，畏寒加重，气息短促，面足浮肿，心胸疼痛较重。治疗：心阳虚除取治疗心气虚的药物外，还可加桂枝、附子、干姜、炙甘草之类；心肾阳虚之胸痹可用仙茅、淫羊藿、补骨脂、肉苁蓉、肉桂、鹿角片（或鹿角胶）等；浮肿者可取济生肾气丸、五苓散、真武汤之类。阳虚之胸痹，常见寒盛，浊阴痹阻心脉，故作心胸疼痛。止痛除用乌头、细辛等品外，还可加赤石脂，以护敛阳气。阳虚之胸痹，平时调理，则应据阴阳互根、阳虚可以及阴、"善治阳者，必于阴中求阳"等理论，用右归丸之类调治。

心血虚：临床除面色无华、心悸、失眠等症外，由血虚心脉失养，亦常见心胸隐隐作痛，痛势较缓，这与瘀血痹阻心脉的疼痛不同。治疗：当宜益气而养心血，药如当归、黄芪、川芎、白芍等；若脾运尚健者，可用熟地黄。此外，丹参、仙鹤草、益母草、功劳叶等也常用。血虚而心神失养，又可配合归脾汤之类。平时调理可常服十全大补丸。

心阴虚：心阴不足，血稠行涩，心脉失畅。临床表现胸闷，动则胸痛胸闷加重，心悸，面色正常或面红，自觉内热、盗汗、口干；热象明显者，兼见咽干而痛，但红不肿，心烦不得卧，便难，低热等症。舌红或绛，少津，苔薄或剥，甚或舌光红而干，脉细数。治疗：宜用北沙参、麦冬、五味子、玄参等药。若兼见热象，不重者加牡丹皮、地骨皮、白薇、鳖甲；重者可加生地黄、赤芍、黄连、知母等。心阴虚、心火旺者可合导赤散、朱砂安神丸等；老年衰弱，肾水亏乏，胸痛、腰膝酸楚、耳鸣耳聋、足跟痛，当合六味地黄丸、左归丸之类；五心烦热、颧红，当壮水之主，以制阳光，常取知柏八味丸、大补阴丸等；阴虚内热，胸中灼痛，则可加蒲黄、木通。心阴虚、心神不宁者，天王补心丹可以常服。若兼见肝肾阴虚，也应据症加减。

气阴两虚：临床表现胸闷痛，心悸心慌，气短乏力，心烦，口干，舌红胖苔薄，或淡红胖少苔，脉虚细代数。临床辨证尚需分别是气虚为主，兼有阴虚，还是阴虚为主，兼有气虚。治疗：宜用党参、沙参、麦冬、黄芪。临床未见明显胸闷胸痛者可加五味子，但若胸闷、胸痛、气短等症因动而作，则不用五味子。根据气虚、阴虚的主次，治疗用药还应灵活化裁。

胸痹虚证临床常见，治疗当补益。不可片面理解胸痹之"痹"字，以为"痹"者不通之义，对于补法，讳忌莫深，唯恐加重壅塞。需知因虚也可导致心脉痹阻，而辨证施补，正是通痹的图本之法。若关于胸痹但知理气、活血、化痰以通脉一法，则于胸痹虚证是十分不利的。当然，对于胸痹虚证在运用补法的同时，适当选用一些通脉之品也是必要的，兼顾其标，于治疗疾病也是有利的。冠心病多本虚标实，治用通补是十分重要的大法。目前临床中，不少冠心病患者或某些医生，把冠心苏合丸、麝香保心丸等芳香通窍的中成药作为冠心病的日常用药，每日服用，久之，必致辛香耗伤正气，于虚证更是不合适的，应当纠正。

3. 辨兼夹证

前面所述，是冠心病辨证的典型证候，而临床所见常常是这些典型证候相互兼夹，下面就虚证和实证间各种证候的相互兼夹谈一些治疗体会。

心气虚夹气滞：临床可见心气虚的症状，伴有胸闷作胀，嗳气，腹胀，得矢气则舒等症。治疗：于补心气药中加入调理气机之品，如太子参、白术、甘草、香附、郁金、枳实等，辨证而用。

心气虚夹血瘀：临床可见心气虚及血瘀之证。治疗：宜于补心气药中合桃红四物汤之类，养血活血。活血药不能用得太重，也不宜用破血药，避免伤正。

心气虚夹痰浊：临床可见心气虚之证，伴有胸闷多痰，苔白腻或白滑，或淡黄腻。治疗：补心气的药应选择平和轻补之品，如太子参、白术、甘草之类，以后再视服药后的反应，考虑是否加重补气之力；痰浊用药如瓜蒌、薤白或二陈汤、温胆汤之类。如见有心阳虚、痰热等表现时，用药也须随之加减。

心阴虚夹气滞：临床可见心阴虚的症状，兼胸闷、嗳气、腹胀等症。治疗：用心阴虚的方药，合理气之品，但理气药忌温燥，瓜蒌、郁金、枳实、八月札、梅花、玫瑰花、合欢花、川楝子、延胡索等，可供选用。

心阴虚夹血瘀：临床可见心阴虚的症状，兼胸痛固定而较剧，面色灰暗，舌质青紫有瘀斑等。治疗：用治疗心阴虚的方药，合活血之品，轻者可用泽兰、益母草等，一般可选用赤芍、丹参、桃仁、红花之类。

心阴虚夹痰热：临床可见心阴虚的症状，兼苔黄腻、白腻而干，胸闷多痰等症。治疗：心阴虚的方药合黄连温胆汤去半夏，加瓜蒌、海蛤粉等。此外，另有一种阴虚痰饮者，即冠心病兼有慢性支气管炎，本证治疗颇费周章，特别是舌红伤阴，甚或舌光红，痰稀而多，用药棘手，治疗可用沙参、麦冬、半夏、淮小麦、炒酸枣仁或金匮肾气丸等。

4. 合并症

冠心病可与许多其他疾病同时存在，如高血压、胃病等，此外也可常合并心律失常。对于这些合并症的辨证治疗，应首先辨清冠心病的类型，然后在治冠心病的同时，兼治合并症，在保证冠心病治疗的前提下，兼用一些治疗合并症的药物。例如，冠心病合并高血压，我们应首先确定冠心病之属心气虚、心阴虚、心阳虚、气阴两虚、痰瘀气滞等，然后参入一些治疗高血压的药物，而随着冠心病类型的不同，治疗高血压的药物也随之而不同。其他如合并胃病、心律失常的治疗也一样。

总之，冠心病是一种慢性疾病，临床变化多端，我们必须详察细辨，灵活用药。治疗冠心病在于阻止其进一步发展，着眼于远期疗效，不能随心所欲，图一时之快。

（二）判定预后，重视舌诊

1.观察舌苔有助于了解病邪之轻重深浅

病之初，轻症（心肌梗死部位局限于前间壁或范围不大，无严重并发症或合并症）常见薄白苔。重症（心肌梗死范围较广，有严重并发症或合并病）虽仅发病数小时或一二天，即可出现薄腻苔或厚腻苔，甚至黄腻苔（须排除吸烟之影响）。病情进展中，轻症一般演变顺利，舌苔变化较少，可以始终是薄白苔，亦可在病程第三四天时出现黄苔或白腻苔，经治疗常较快变为薄白苔，病情随之好转而进入恢复期。因此，凡病初舌苔不厚不腻，病程中变化多，治疗后恢复较快者，大多提示病情较轻，预后较好；而重症一般较早出现黄腻苔，若经治疗而腻苔易化者，常有转危为安之机；腻苔持久不化或日渐加重者，常伴恶心、呕吐、呃逆、便秘等症状，预后多险恶。

2.观察舌质变化有助于了解心脏功能与正气盛衰程度

冠心病患者之舌质以暗红或淡暗、紫斑等多见。如心肌梗死患者初起胸痛剧烈时，舌质紫暗加重或转晦暗少泽。经治疗疼痛缓解，舌紫可减轻。红绛舌而苔黄腻者，病情多较复杂严重，治疗多有矛盾，预后多差。若淡暗舌渐转为轻度红舌，多属正气渐复，乃好转之兆，常见于急性心肌梗死恢复期。临床也可见到光红无苔的舌象，若其变得越来越红绛而暗，且干燥无津液，则是病情恶化的表现。

（三）核心方药

1.心绞痛发作期

若以胸闷为主症，多予宣痹通阳方药，常取瓜蒌薤白半夏汤加减。基本方：瓜蒌皮15g，薤白10g，半夏12g，桂枝12g，酌加当归、红花、郁金、丹参等和络理气之品。痰浊化热而见痰热证候者多用黄连温胆汤加减：黄连6g，半夏12g，竹茹12g，胆南星12g，石菖蒲12g，郁金12g，枳壳12g。若以胸痛为主症，多以益气活血化瘀为主，常选用补阳还五汤加减。基本方：生黄芪 30g，桃仁 12g，酸枣仁 12g，川芎 12g，当归 12g，红花 6g，地龙 12g。如兼见寒凝或阳虚证候，当加通阳或温阳之品，如桂枝、淫羊藿、细辛、附子等。临床上胸闷、胸痛往往并见，因此多将以上治法配合应用。

2. 心绞痛改善或缓解期

治疗应该标本兼顾，通补兼施，按辨证或以补为主，或以通为主，相互兼顾，灵活变化。从冠心病的流行病学调查看，本病多发生在 40 岁以后，以 50～60 岁为高峰期，此时处在人之肾气渐虚之时。肾阳为脏腑功能活动的根本，肾阳不但可助心阳，又可助脾阳对水谷之精微和津液的运化，心阳失去肾阳之温煦，则致心阳不足，同时脾阳失肾阳之温煦，久而形成脾阳虚，脾阳虚则运化失司，痰浊内生，阻塞心脉，即发生心绞痛。我们在临床观察中发现冠心病患者中存在着不同程度的腰酸腿软、耳鸣耳聋、脱发健忘、畏寒肢冷、大便溏薄、小便清长、自汗气短、失眠盗汗、遗精阳痿、脉尺弱等肾虚症状。基于以上理论，我们用温肾益气化瘀方药辨证加减，经过多年临床验证，均能收到显著疗效。常用温补肾阳药物：淫羊藿 20g，补骨脂 12g，熟地黄 20g，鹿角片 10g，山茱萸 12g，附子 10g，猪苓 15g，茯苓 15g，白术 15g，白芍 15g 等。

3. 补肾活血治疗冠心病心律失常

冠心病心律失常多见于中老年人，年龄增长是本病的重要诱因，男性患者几乎都在 40 岁以上，而女性则在绝经后发生率显著上升。肾阳不足，命门火衰，心火失于温养则心阳不振、心神失守，而发为惊悸怔仲，心中空虚，惕惕而动；肾阴亏虚，虚火上扰，心阳独亢，则心失宁静，心悸动而烦。心阴为致病之标，肾为受病之本，故治上者必求其下，欲养心阴，必滋肾阴，欲温心阳，必助肾阳。肾为生命活动的原动力，肾阴亏虚，津液不足，脉络空虚，则血滞脉络；肾阳不足，温煦推动血行之力减弱，血流减慢，亦滞脉络；若肾中真阳衰竭，阳虚生内寒，寒则血凝，也将导致瘀阻脉络。可见肾虚为病，无论是肾阴虚还是肾阳虚，都将发生因虚致瘀的病理改变。由于血脉瘀阻，心失所养，神无所主，故见心悸、心痛、胸闷等症。脉络瘀阻，血行不畅，则有碍肾精的充养、肾气的化生，故补肾有助于血脉的流通，活血又利于肾阴、肾阳的化生。因此，对于本病的治疗，我们主张以补肾为主，临证还须详察心动过速还是心动过缓。

温肾助阳、活血通络用于冠心病缓慢型心律失常。常见心慌胸痛，心胸憋闷，气短息促，头晕乏力，畏寒肢冷，唇色紫暗，舌体胖嫩，舌质淡红，脉沉细、迟或结代。基本方：附子 12g，细辛 6g，淫羊藿 20g，补骨脂 12g，生地黄 20g，熟地黄 20g，鹿角片 10g，女贞子 12g，生黄芪 30g，桃仁 12g，川芎 12g，当归 12g，红花 6g，地龙 12g。方中附子、淫羊藿、鹿角片温阳补肾，散寒通脉；脾为后天之本，肾阳虚可累及脾阳，加入黄芪补益脾气、温运脾阳，兼补心气；佐以川芎、红花、地龙、桃仁活血化瘀，标本兼顾；同时注意阴阳互补，故加生地黄、熟地黄、女贞子、当归补血养阴。诸药合用，使肾阳得复，心阳旺盛，气血流通，心有所养，则悸痛自止。

滋阴补肾、活血复脉用于冠心病快速型心律失常。常见心慌心烦，胸痛阵作，胸闷气短，口干盗汗，腰酸乏力，头晕耳鸣，舌质暗红，少苔或无苔，脉细数、促或疾。基本方：炙甘草 20g，麦冬 12g，阿胶 9g（烊化），生地黄 20g，熟地黄 20g，火麻仁 12g，桂枝 12g，苦参 15g，桑寄生 30g，制何首乌 20g，黄精 15g，桃仁 12g，酸枣仁 12g，川芎 12g，当归 12g，红花 6g，地龙 12g。方中炙甘草益气养阴复脉，制何首乌、黄精滋阴补肾，桃仁、川芎、当归、红花、地龙活血化瘀，通络止痛，苦参、酸枣仁清心安神。临床用药应始终注意补不助邪，补之能受方可。以上诸药配伍，滋肾济心、祛瘀通络，使肾阴得复，心血渐充，则心能自守，神能自安，心悸能除。

四、验案精选

（一）扩张型心肌病

白某，男，48 岁。2005 年 8 月 28 日初诊。

主诉：反复胸闷心悸 3 月余。

现病史：2005 年 6 月 8 日动态心电图示窦性停搏，房室交界区性逸搏，

S-T 段轻度改变，S-T 段 V_5 水平下降 0.05mV。诊断为肥厚性心肌病，病态窦房结综合征，窦性停搏，冠状动脉粥样硬化。2005 年 7 月 29 日心脏彩色多普勒超声示主动脉壁弹性下降，左心室肌增厚伴顺应性下降，室间隔厚度为 13.6mm，左心室后壁为 9mm。2005 年 8 月 2 日冠状动脉造影示左冠状动脉前降支中段狭窄 10%。心电图示窦性心律，左心室高电压。

刻下症：胸闷心悸，爬楼稍有气短，颈板偶作，纳可，寐安，大便调，舌偏红，苔浊，脉细。

诊断：扩张型心肌病。

中医辨证：气阴两虚，阴阳之气不相顺接，气虚血瘀，痰瘀交阻。

治法：益气养阴，协调阴阳，活血化瘀，软坚散结。

方药：生晒参 7g，麦冬 12g，五味子 9g，柴胡 12g，桃仁 12g，酸枣仁 12g，川芎 12g，丹参 15g，土鳖虫 12g，三棱 15g，甘草 9g，生地黄 20g，枳壳 12g，桂枝 12g，附子 12g，猪苓 15g，茯苓 15g，白术 15g，白芍 15g，生黄芪 30g，生牡蛎 40g（先煎），炙鳖甲 15g，浙贝母 12g，夏枯草 15g，葛根 15g，淫羊藿 20g。7 剂。

二诊（2005 年 9 月 4 日）：胸闷心悸偶作，爬楼气短减，颈板减，寐易醒，浊苔渐化，舌偏红，脉细缓。前方去五味子，加鹿角片 9g（先煎），补骨脂 12g。7 剂。

三诊（2005 年 9 月 11 日）：胸闷心悸偶作，爬楼气短减，颈板，寐易醒，浊苔渐化，舌偏红，脉细。9 月 4 日方去浙贝母、夏枯草。加全蝎 6g，蜈蚣 3 条。7 剂。

四诊（2005 年 9 月 18 日）：胸闷心悸偶作，爬楼气短止，颈板减，苔根浊，舌偏红，脉细。原方再增行气宽胸、补肾纳气之品。8 月 28 日方去五味子、浙贝母、夏枯草，加鹿角片 9g（先煎），补骨脂 12g，瓜蒌皮 15g，薤白 10g。14 剂。

五诊（2005 年 10 月 23 日）：胸闷心悸减，爬楼气短亦减，颈板减，纳可，易紧张感减，头痛减，寐易醒，浊苔渐化，舌偏红，脉细。症状虽有缓解，但仍有反复，此时证属肝郁气滞，血瘀阻络，心神不宁。治以疏肝解郁，化瘀通络，宁心安神。

处方：柴胡12g，黄芩15g，半夏15g，桂枝10g，炙甘草6g，生龙骨30g（先煎），生牡蛎30g（先煎），制附子10g，猪苓15g，茯苓15g，白术15g，白芍15g，生黄芪30g，桃仁12g，酸枣仁12g，川芎12g，地龙12g，淫羊藿20g，葛根15g，骨碎补15g，知母12g，黄柏12g，夜交藤20g，制大黄6g，土鳖虫12g，远志12g，合欢皮15g。

六诊（2005年10月30日）：胸闷心悸减，爬楼气短亦减，颈板减，纳可，寐易醒，夜尿3次，浊苔渐化，舌淡红，脉细。10月23日方去远志、合欢皮，加覆盆子15g，琥珀末9g。

七诊（2005年11月14日）：胸闷心悸大减，爬楼气短止，颈板无，纳可，寐渐安，夜尿2次，浊苔渐化，舌淡红，脉细。病情稳定，再拟前法增减，以巩固疗效。10月23日方去半夏、远志、合欢皮，加三棱、莪术各15g，琥珀末9g（包煎），覆盆子15g，夏枯草15g。

上方加减治疗一年余，诸恙均安。2007年6月12日心脏彩色多普勒超声示左心室舒张功能不佳，静息未见明显阶段运动异常，左心室壁无增厚，室间隔11mm（正常值：6～11mm）。

【按语】

该患者病情复杂，病位在心，病久气阴两虚，阴阳之气不相顺接，气虚血瘀，痰瘀交阻。当以生脉散益气养阴，合血府逐瘀汤加减。该患者选用生脉散、补阳还五汤、补中益气汤以活血化瘀、益气升阳，兼养阴，以真武汤加附子、桂枝、淫羊藿温肾而兼通心阳，同时酌加软坚散结消癥之药。

扩张型心肌病病理上以心腔扩张为主，肉眼可见心室扩张、室壁大多变薄，纤维瘢痕形成，常伴有附壁血栓，瓣膜、冠状动脉多无改变。组织学为非特异性心肌细胞肥大、变性，特别是程度不等的纤维化病变混合存在。而生牡蛎具有重镇安神、平肝潜阳、收敛固涩、软坚散结的功效。鳖甲滋阴潜阳，软坚散结，具有抗纤维化的作用。浙贝母宣肺化痰，消肿散结，和夏枯草合用更能增加散结的功效，诸药合用加强软坚散结之功，可以抗心肌纤维化。

（冯其茂）

（二）心肌炎

金某，44岁。

主诉：反复胸闷、心悸两月余。

现病史：心肌炎病史两月余，2002年3月6日心电图显示窦性心律不齐，室性早搏，部分呈连发，现服倍他乐克等药。

刻下症：胸闷心悸，爬楼气短，脊背隐痛，颈板，纳可，夜寐易醒，腰酸乏力，大便日行1～2次，苔薄白，舌质淡红，脉结代。

诊断：心肌炎。

中医辨证：心肾两虚，血脉瘀滞，阴阳不调之证。

治法：温阳益气，活血止痛，协调阴阳。

方药：党参12g，生黄芪30g，桃仁12g，酸枣仁12g，川芎12g，当归15g，土鳖虫12g，地龙12g，猪苓15g，茯苓15g，白术15g，白芍15g，附子12g，知母12g，黄柏12g，夜交藤20g，远志12g，淫羊藿20g，生地黄20g，熟地黄20g，巴戟天12g，苦参30g，桑寄生30g，虎杖15g，金银花15g，连翘15g，升麻20g。服7剂。

二诊：胸闷心悸减轻，爬楼气短亦减，夜寐较前好转，仍诉脊背隐痛，腰酸乏力，颈板，舌质淡，脉同前。前方去生地黄、熟地黄、巴戟天、远志，加鹿角片10g，骨碎补15g，黄连6g，阿胶珠9g。7剂。

三诊：爬楼气短大减，腰酸乏力减轻，颈板亦减，心悸、夜寐易醒偶作，脊背隐痛未除，舌脉同前。前方去阿胶珠、虎杖，加肉桂3g，灯心草5扎。14剂。服7剂后胸痛减轻，余恙均安，6月23日心电图显示未见异常。

【按语】

本病相当于中医"心悸""胸痹"范畴，虽为心肌炎，但其症状表现仍以阳微不运、本虚标实为主，即《类证治裁》所言"胸满喘息，短气不利，痛引心背"之象，而升火之证，与李东垣之"元气不足，阴火上乘"说相合。初诊取真武汤之温阳行水与补阳还五汤之益气活血，加二仙汤燮理阴阳，三管齐下，除此之外，升麻既能升阳，又有助于去除浮阳，复以苦参、桑寄生等对症治疗，消除早搏。二诊、三诊时除加强温阳填补、振奋心脉外，并伍以引火归原、滋阴宁心、交通心肾之品，以活血蠲痹，松动病根，又有助于消除胸痛。

对本病的治疗若局限于养心安神，温运阳气，则力有不逮。本案立足于温阳益气、活血止痛、搜剔蠲痹诸法，合以升发清阳、阴阳并调及宁心神等，故能获得满意疗效。

（冯其茂）

（三）胸痹

王某，男，31 岁。

主诉：胸闷、咳嗽伴下肢浮肿 1 个月。

现病史：素喜熬夜。心脏彩超示左心室壁运动弥漫性减弱，左心功能不全（左心射血分数：21%，左心室缩短分数：9%），左心房、右心房及左心室扩大伴二尖瓣、三尖瓣轻度反流（瞬时反流量分别为 3mL、4mL），轻度肺动脉高压，心包积液。胸部 CT 示右侧胸腔积液，心包积液。外院诊断为"心肌病"，经治疗后水肿已退，仍有咳嗽，夜间有胸闷。口服速尿、安体舒通、莫西沙星、倍他乐克。糖尿病病史 2 年，血糖控制一般，口服二甲双胍，有糖尿病家族史。

刻下症：患者咳嗽，无痰，胸闷，时有夜间呼吸困难，下肢轻度水肿，胃纳一般，二便尚可，夜寐欠安。舌暗，苔薄，脉细滑。

中医诊断：胸痹（心阳不足，气滞血瘀）。

治法：温阳利水，理气活血。

方药：柴胡 12g，桃仁 15g，酸枣仁 15g，川芎 15g，三棱 15g，莪术 15g，水蛭 9g，炙甘草 12g，枳壳 15g，桔梗 15g，牛膝 15g，生黄芪 30g，附子 12g，猪苓 15g，茯苓 15g，白术 15g，白芍 15g，淫羊藿 20g，鹿角片 9g，补骨脂 12g，升麻 30g，金银花 15g，夏枯草 15g，半枝莲 30g，桂枝 12g，车前子 20g，白芥子 15g，葶苈子 12g（包煎），生晒参 7g。14 剂。

二诊：服药后患者胸闷缓解，夜间呼吸困难明显减轻，下肢水肿几无。纳可，二便可。咽痒，时有咳嗽，无痰，夜寐安。舌淡红，苔薄白，脉弦。前方去柴胡、炙甘草、桔梗、枳壳、牛膝、白芥子，生黄芪改为 50g，加枇杷叶 15g，杏仁 15g，山慈菇 15g，蜂房 15g，生地黄 20g，制龟甲 15g，知母 12g，黄柏 12g。14 剂。

三诊：患者诸症平稳，咳嗽胸闷已无，唯近日因家事烦心，夜寐欠安，难以入睡。胃纳可，大便畅，夜尿 1 次。舌质淡红，苔薄白，脉弦。二诊方去枇杷叶、杏仁、生地黄、制龟甲，加石菖蒲 15g，天竺黄 15g，夜交藤 20g，琥珀粉 6g（包煎）。14 剂。归脾丸 3 瓶，40 粒/次，入煎；天王补心丸 2 瓶，每晚 28 粒，吞服。并嘱咐作息规律，经常运动。服药 14 剂后，患者诸症好转，可正常生活工作。

【按语】

患者素喜熬夜，伤及心肾，遂致心阳不足，气滞血瘀之证。治疗当以理气活血，温阳通痹为主。治以血府逐瘀汤加减，佐以附子温阳通痹，鹿角片温补气血，猪苓、茯苓、车前子等利水通阳。虚实兼顾，使化瘀而不伤血，温阳而不伤气。此次生病实乃作息不良所致，嘱患者后续改善作息同时口服中成药调理。琥珀末有重镇安神、活血化瘀的功效，可以治疗心悸、失眠等症，同时还有化瘀破癥的作用，适用于心悸、失眠的心肌病患者。

（冯其茂）

参考资料

［1］许国振.杜家经治疗胸痹心痛经验［J］.湖南中医杂志，2013，29（8）：25-26.

［2］徐驲.刘中勇教授治疗冠心病心绞痛经验［J］.实用中西医结合临床，2013，13（4）：70-72.

［3］王彦.马连珍从五脏论治胸痹心痛病新解［J］.中国中医基础医学杂志，2013，19（7）：779-779.

［4］冯其茂，杨爱东，陈丽云，等.严世芸教授"圆机活法"的中医临床思维浅析［J］.上海中医药大学学报，2016，30（4）：1-5.

［5］王晓景，张军平，李明.精准医学理念在中医药防治心血管病中的应用［J］.中华中医药杂志，2017，32（3）：972-975.

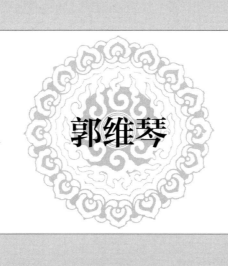

郭维琴

一、医家简介

郭维琴，女，1940 年 11 月出生，北京人，汉族。教授、主任医师、博士研究生导师，首都国医名师，北京中医药大学东直门医院心血管病科首席专家，享受国务院政府特殊津贴。北京中医药大学东直门医院原院长，第四、五、六批全国老中医药专家学术经验继承工作指导老师，北京市中医管理局"3+3 项目""郭士魁名家研究室""郭维琴名老中医工作室"负责人。

作为课题负责人，郭维琴教授主持国家自然科学基金课题 2 项，北京中医药大学校级课题 3 项。作为第一完成人获国家自然科学奖 2 项，卫生部乙级成果奖 3 项，北京市科学技术成果奖 1 项，获北京中医药大学科学技术成果奖二等奖 2 项、三等奖 4 项，获中华中医药学会科学技术奖三等奖 1 项，获"岐黄中医药传承发展奖"1 项。发表学术论文 50 余篇，编写著作 9 部。培养博士后，博士、硕士研究生 20 余人。获"首都国医名师""中医榜样人物"荣誉称号，是心系疾病益气活血法研究先行者。

郭维琴教授出生于中医世家，是我国著名中医心血管病专家郭士魁先生之女，1959 年以优异成绩考入北京中医学院，遍览中医典籍，在学习中深得著名中医专家秦伯未、任应秋、董建华、刘渡舟等老师的栽培，博采众家之长，融古今为一体，毕业后于东直门医院工作。勤于临床实践，勇于探索创新，倡中西医结合之妙用，先后于北京协和医院、阜外医院学习，并东渡日本学习心血管病之现代诊疗技术，经验日丰。擅长冠心病、心绞痛、心肌梗死、高脂血症、动脉粥样硬化、高血压、心力衰竭、心肌病、风湿病、风湿性心脏病、心肌炎等疾病的治疗。

二、学术观点

（一）心气虚是冠心病的发病基础

冠心病是冠状动脉粥样硬化性心脏病的简称，是由于各种原因导致冠状动脉内膜受损，粥样硬化斑块形成，管腔狭窄，使心肌细胞缺血缺氧所致。临床多表现为突发的心前区疼痛不适，呈绞痛或压榨性，可放射至左肩臂甚至小指和无名指处，可持续数分钟，常由于体力劳动、情绪激动、寒冷等因素诱发，休息或含服硝酸甘油可缓解。中医本无冠心病病名，但根据其临床表现，应归属于"胸痹""心痛"范畴，临床所见患者多表现为胸闷、胸痛，稍劳则发，动则加重，并多伴有倦怠乏力、气短、舌淡胖，脉沉无力等心气亏虚表现。因此，郭维琴教授提出，心气亏虚是冠心病的发病基础。

（二）气虚血瘀为冠心病发病的基本病机

冠心病胸痹心痛的患者发病，都有各种原因导致的心气虚损在先，或年富力强之人烦劳过度，终日伏案工作，耗伤心气，心阳失展；或年迈体弱之人五脏渐虚，若脾肾阳虚，则心阳失于温煦，心气虚，心阳不振，寒凝血瘀心脉；或肝肾阴亏，日久气虚，心气失于濡养，血运不畅，瘀阻心脉；或消渴之人素体气阴亏虚，燥热内盛，脉道不畅，阴虚血阻；或大病体弱，后天之本不足，心脾气虚，心失所养，气虚血瘀；或素嗜肥甘厚味，伤及脾胃，湿热内蕴，痰瘀阻遏心阳；或因情志所伤，气机不畅，气滞血瘀，伤心耗气，都会不同程度地损耗心气。

气为血之帅，气行则血行。在心气虚的状况下，气虚不能行血，使血行缓慢，瘀血内阻，痹阻心脉，心系脉络瘀阻不畅，不通则痛，导致胸痹、心痛之心绞痛的发作。因此郭维琴教授认为气虚血瘀为冠心病发病的基本病机。

（三）益气活血法贯穿胸痹心痛治疗的始终

郭维琴教授在继承父亲郭士魁先生治疗冠心病以活血化瘀、芳香温通、宣痹通阳三大法则的基础上，进一步强调"正气存内，邪不可干""邪之所凑，其气必虚"，强调心气虚在冠心病发病中的重要性，更加明确深入地分析和阐明了冠心病发病的基本病机为气虚血瘀，病性为本虚标实，心气虚为发病之根本，血瘀为发病之标。并根据《内经》"虚者补之""损者益之""形不足者，温之以气"的治则出发，提出"益气活血"为冠心病的基本治疗法则。

（四）冠心病治法不离脾胃

"百病皆由脾胃衰而生也"，冠心病的发生与脾胃衰损密不可分。郭维琴教授指出，高脂血症是冠心病的高危险因素，高脂血症的形成多与现代人饮食结构失衡、生活习惯不佳，损伤脾胃相关。脾胃为后天之本，气血生化之源，脾胃功能的强弱直接影响到气血生化，亦是冠心病形成的中心环节之一。冠心病患者长期服用西药，损伤脾胃，脾阳亏虚，温煦失常，无以温养心脉，心气亏虚，血脉瘀阻，发为胸痹心痛。因此，由于脾胃亏虚，心气、心脉失于后天精微的补给，气虚血瘀，心脉瘀阻，发为胸痹心痛，因此冠心病的治疗应不离脾胃，临床中郭维琴教授常以党参、黄芪健脾益气；藿香、佩兰化湿浊醒脾气；炒白术、苍术健脾祛湿；瓜蒌、熟大黄通腹气以和胃气。

（五）临床辨证经验

郭维琴教授根据多年临床经验，将冠心病大致分为以下几种类型。

1. 气虚血瘀证

主症：胸痛时轻时重，以隐痛为主，劳则诱发或加重，气短乏力，心悸，自汗，面色苍白，舌体暗淡，胖有齿痕，脉弱无力。

治法：益气活血止痛。

方药：益气活血汤。党参、黄芪、丹参、红花、黄精、当归、赤芍、川芎、郁金、枳壳。

加减：脾气虚者，见腹胀便溏，食后胀满，加茯苓、白术；肾气不足，腰酸腿软，夜尿频，可加补骨脂、菟丝子、益智仁；肾阴虚者，常见五心烦热，失眠，舌红少苔，或剥脱苔，与生脉散合用，加牡丹皮、地骨皮。

2. 阴寒凝滞证

主症：心痛甚，胸痛彻背，遇寒诱发或加重。乏力，自汗，气短，心悸。咳喘不得卧，咳吐稀白泡沫痰，四肢厥冷，面色苍白，下肢水肿。舌苔白腻或水滑，脉沉细。

治法：辛温通阳，开痹散寒。

方药：瓜蒌薤白白酒汤或瓜蒌薤白桂枝汤或瓜蒌薤白半夏汤。

加减：肾阳虚者，心悸头晕，腰酸腿软，夜尿频多，脉迟者，加补骨脂、仙茅、淫羊藿、巴戟天、肉苁蓉；肾阳虚，水饮不化，外溢肌肤而见水肿者，合用真武汤、五苓散以温阳利水；若水饮上犯致咳喘不得卧，咳吐稀白泡沫痰，予乌头赤石脂丸合五苓散，加白果、紫苏梗、苏子、炒酸枣仁；若阳气亏虚，气短，汗出，面色苍白，神疲乏力，全身湿冷，四肢不温，脉微欲绝者，予参附汤合右归饮以回阳救逆固脱。

3. 气滞血瘀证

主症：胸部刺痛，疼痛部位固定不移，夜间尤甚，与情绪波动密切相关。两胁胀痛，胸闷不适，喜叹气，烦躁不安，心悸，梦多，舌质紫暗或有瘀斑，苔薄白，脉沉涩或弦涩。

治法：理气活血，通络止痛。

方药：一贯煎合安神定志丸。

加减：疼痛较轻者，可予丹参饮；疼痛剧烈者，加降香、郁金、延胡索以活血理气止痛；肝郁化火者，加牡丹皮、栀子；女性患者可合用逍遥散并加桃仁、红花、郁金等。

4. 阴虚血阻证

主症：胸痛时轻时重，多呈隐痛伴憋闷，劳则诱发或加重。头晕目眩，腰酸腿软，五心烦热，午后潮热，虚烦不眠，舌暗红，或瘀斑，苔少或剥脱，脉沉细弦。

治法：育阴活血，通络止痛。

方药：天王补心丹。

加减：虚热明显者，加牡丹皮、知母、鳖甲、地骨皮；头晕目眩，耳鸣如蝉者，加夏枯草、龙骨、牡蛎；心悸者，加麦冬、五味子、柏子仁以养心安神。

5. 气阴血虚证

主症：胸痛时轻时重，劳则加重，心悸，气短，倦怠少语，面色少华，头晕目眩，腰酸腿软，舌红少苔，脉沉细。

治法：益气养阴，活血通络。

方药：生脉散合人参养荣汤。

加减：偏于气虚者可用保元大成汤；偏于阴虚者可用炙甘草汤；兼有血瘀者，加丹参、桃仁、红花；痰热互结者，合温胆汤。

6. 湿热阻遏证

主症：胸憋闷伴疼痛，阴寒天气加重，脘腹胀满，食欲不振，甚则恶心，呕吐，大便正常或便秘。舌暗红，苔黄腻，脉滑数或弦滑。

治法：化湿清热，宣痹通脉。

方药：小陷胸汤合温胆汤。

加减：纳食欠佳者，加砂仁、白豆蔻以芳香开胃；大便溏薄者，加肉豆蔻、白扁豆健脾补肾止泻；胸脘满闷，咳吐黄痰者，予温胆汤加黄芩、桑白皮；便秘者加酒大黄、瓜蒌。

三、临床特色

（一）辨病特色经验

1. 冠心病合并胃病

冠心病患者由于长期服用抗血小板、抗心绞痛、调脂药物，这些药物会不同程度损伤脾胃，伤及脾阳，此类患者表现为乏力气短，胃脘胀满不适，时有泛酸，进冷食则加重，或诱发胸闷胸痛发作，大便次数多、不成形，舌淡胖，苔薄白或白微腻，脉沉弱。治疗时应以益气活血、温中健脾为法。郭维琴教授常以益气通脉汤合理中汤加减，加荜澄茄、干姜以温中健脾散寒，脾气旺，中气足，则心气充，气行畅。腹胀者，加炒莱菔子、炒麦芽以理气消食。食欲不振者，加砂仁、焦三仙以醒脾和中。泛酸者，加海螵蛸、煅瓦楞子、刺猬皮以制酸止痛。

2. 冠心病合并高血压

冠心病患者多数合并高血压，临床表现为头痛眩晕，耳鸣如蝉，心烦，胸闷心痛，神倦乏力，腰酸足跟痛，舌质暗红，脉沉细弦。此类患者既有气虚血瘀引起的胸闷胸痛，又有高血压肝肾阴虚、肝阳上亢引起的头晕头痛。因此，郭维琴教授常以益气活血、平肝育阴为法，用益气通脉汤合天麻钩藤饮或杞菊地黄丸加减，在益气活血通脉的基础上，加山茱萸、枸杞子、生地黄、鳖甲等平肝育阴。潮热汗出、手足心热者，加女贞子、墨旱莲以滋阴潜阳，加知母、黄柏以滋阴清热。心烦懊侬者，加炒栀子、淡豆豉以清热除烦。头晕、头胀，烦躁易怒者，加钩藤、菊花、夏枯草以平肝潜阳。头痛重者，加蔓荆子、蜈蚣、川芎以祛风通络止痛。颈项强硬者，加葛根、羌活以舒筋通络。腰膝酸软、头晕、乏力者，加补骨脂、菟丝子、桑寄生、怀牛膝以补肾益精、壮腰膝。

3. 冠心病合并高脂血症

高脂血症是导致冠心病的重要危险因素，部分患者长期服用调脂药物依旧血脂控制不佳，此类患者多平素嗜食肥甘厚味，形体壮实，颜面红，呼吸粗重，胸痛甚，腹胀满，舌红，苔黄厚腻，脉弦滑。郭维琴教授常用益气通脉汤合小陷胸汤或黄连温胆汤加减。在益气活血药基础上，加用黄连、瓜蒌、清半夏、竹茹、茯苓以清热化痰宣痹，加枳实、郁金、片姜黄以理气止痛。另外，她还通过大量临床观察发现，在冠心病患者中，虽然气虚血瘀为基本病机，但在心肌梗死急性期，由于气虚血行不利，腑气不通，郁热内盛，气虚津聚为痰，痰热内盛，为一派痰热之象。表现为胸痛甚，声高气粗，面红目赤，舌红，苔厚腻，脉弦滑，这类患者多伴有高脂血症、高血压等多种疾病，早期不宜补益，应以清热化痰、宣痹化瘀为要，待度过了急性期，痰热已去，患者多表现为脾虚湿盛、痰瘀互结，再予以益气健脾、化湿消痰、活血通脉法。

4. 冠心病合并焦虑抑郁

郭维琴教授在临床中发现，部分冠心病患者常以情志因素为诱因而发病，临床多兼有胸闷胁痛、善太息等肝郁表现，平素心烦易怒，失眠健忘，头晕，心慌心悸，胸闷胸痛时作，胸胁胀满、善太息，舌暗红，脉弦细。此类患者应以益气活血，理气解郁为法，郭维琴教授常以益气通脉汤合丹栀逍遥散加减治疗，在益气活血药物基础上，以川楝子易柴胡，川楝子性寒，味苦，入肝经，有疏泄肝热、增强行气破血止痛之功，对胸胁、肩部串痛效果极佳。同时以赤芍、白芍、当归养血活血柔肝。失眠多梦者，加茯神、远志、石菖蒲、龙齿以化痰宁心安神。胸刺痛，固定不移，入夜加重，舌紫暗或有瘀斑，每因情绪波动而诱发胸痛加重者，以血府逐瘀汤理气活血、通络止痛，佐以养血安神药。在肝郁气滞较重阶段，应减少党参、生黄芪等补气药用量，避免气机壅滞。一旦气机通畅、实证减轻，可逐渐增加益气的药物及药量，仍以益气活血为基本治法。

5. 冠心病急性心肌梗死

郭维琴教授认为，急性心肌梗死应归属于"真心痛"范畴，是胸痹进一步发展的严重病症，其特点为剧烈而持久的胸骨后疼痛，伴心悸、水肿、肢冷、喘促、汗出、面色苍白等症状，甚至危及生命。真心痛病位在心，其主要病机为心系脉络瘀阻，心脉不通，病性为本虚标实，急性期以标实为主，多见血瘀、痰浊、寒凝、气滞；缓解期以本虚为主，多见心气虚、心阳不足、阴血亏虚。

该病死亡率高，发作时疼痛剧烈，难以忍受，范围广泛，持续时间长，患者常有恐惧、濒死感。因此，在发作期必须选用有速效止痛作用的药物，以迅速缓解心痛症状，可与宽胸气雾剂口腔喷雾给药，或舌下含化复方丹参滴丸、速效救心丸、麝香保心丸等，必要时迅速就医，采用中西医结合治疗。疼痛缓解后予以辨证施治，常以补气活血、温阳通脉为法，可与胸痹辨证互参。

6. 冠心病经皮冠状动脉介入术（PCI）术后再狭窄

随着介入技术的提高及普及，越来越多患者接受 PCI 治疗，但介入治疗后再狭窄患者依旧较多，郭维琴教授在长期临床实践中提出"虚、瘀、热毒"为支架后再狭窄病机关键，并总结出分 3 期论治的方法。

第一阶段为本病早期，即 PCI 术后 1 个月。此时血管被球囊或支架损伤，产生强烈的局部炎症反应，热毒内结。因此"热毒"为该期治疗的重点，以清热凉血、活血解毒为法，以抑制炎症介质的释放，减轻炎症因子对血管的损伤。用牡丹皮、赤芍清热凉血，金银花、山慈菇清热解毒，柴胡清热，可治寒热邪气。

第二阶段为本病中期，即 PCI 术后 1～6 个月。此期损伤已有所恢复，随着血管内皮的修复及血管内异物（支架）的刺激，"血瘀"就成为该期治疗的重点。郭维琴教授多用三棱、莪术等药破血逐瘀通络，用地龙既可清热，又可通经活络。另外，急性炎症期已过，开始出现正气不足的症状，而慢性炎症持续存在，此时还应以益气活血、清热凉血为法，同时用生黄芪、党参补益正气，通过益气以化瘀、扶正以祛邪，从而进一步抑制再狭窄的发生发展进程。

第三阶段为本病后期，即术后 6 个月至 1 年。此期炎症反应逐渐减弱，主要以心气亏虚、血瘀阻络为主，故以益气活血为主要治疗原则，用赤芍、地龙活血化瘀，牡丹皮、金银花清热解毒凉血，莪术破血逐瘀散结，地龙活血通络，山慈菇清热解毒、软坚化结，重用党参、黄芪、丹参益气活血。支架术后再狭窄，心绞痛复发者，可参照胸痹心痛进行辨证治疗。

（二）用药特色

1. 常用单味药

通过 Herb 平台，对郭维琴教授治疗冠心病有效的医案进行了数据挖掘，发现郭维琴教授治疗冠心病的常用药物为党参、黄芪、丹参、红花、鬼箭羽、郁金、枳壳、生姜黄、白术、茯苓、薤白等。这些药物大致可以分为 7 类：①活血化瘀类，如丹参、红花、川芎、鬼箭羽。②化痰散结类，如莪术、浙贝母、昆布。③理气止痛类，如郁金、枳壳、片姜黄。④补脾益气类，如党参、黄芪、红芪。⑤健脾祛湿类，如炒白术、茯苓、砂仁。⑥滋阴柔肝类，如赤芍、白芍、五味子、山茱萸。⑦安神类，如远志、酸枣仁、首乌藤。

2. 常用对药、角药

（1）党参、黄芪：郭维琴教授认为，冠心病发病的根本病机为心气亏虚，故治疗当以益气为重，临床常用党参、黄芪配伍益气以固本。党参甘平，入肺脾经，功善补肺健脾，益气生津。黄芪通达表里上下三焦，补肺气，健脾胃，益肾源。二药配伍大补元气，健脾益肺，气血生化有源，心气心脉得养。此二味药是郭维琴教授最为推崇的补益心气之药对，在改善患者乏力、气短、胸闷胸痛劳则加重等症状方面效果突出。

（2）薤白、荜茇：薤白、荜茇是郭维琴教授常用的药对，常用于治疗冠心病患者胸阳不振，胸痛连及后背，后背怕冷明显者。郭维琴教授认为，冠心病患者都有不同程度心气亏虚在前，久则心阳亦虚，温煦功能失常，出现畏寒、怕冷、心前区冷痛、后背发凉等阳虚症状，治疗当温通心阳，宣痹散寒止痛。薤白辛温，功善通阳散结，行气导滞。荜茇辛热，功善温中散寒，下气止痛，两者合用既能温中散寒以止痛，又能行气宽中以导滞。

（3）郁金、枳壳、片姜黄：郁金、枳壳、片姜黄为郭维琴教授治疗冠心病常用的角药，此三者原由推气散化裁而来，原方用于治疗肝气郁滞，肝胃胁痛，胀满不食，郭维琴教授取原方之义，重新将郁金、枳壳、片姜黄组成角药，行气活血止痛，适用于冠心病胸部闷痛明显者。郁金为气中血药，既可理气，又可活血；片姜黄可活血化瘀；枳壳理气宽胸，增强化瘀行血、通络止痛的作用。郭维琴教授认为，单纯的补气药容易导致气机壅滞，用寒温适当的行气药以推动气行，使气行而血行，行气而不伤正，此三味药为郭维琴教授行气活血止痛的典型要药。

（4）莪术、昆布、浙贝母：莪术、昆布、浙贝母为郭维琴教授化斑块的常用药物，常用于治疗动脉斑块形成、冠状动脉狭窄等疾病。莪术，辛散苦泄温通，能破血祛瘀行气。昆布，气味咸寒，可软坚散结、消痰利水。浙贝母味苦可泄，性寒清热，清热化痰散结。三药相伍共奏破血消癥化痰，软坚散结之效。郭维琴教授认为斑块是痰瘀互结的产物，故用莪术破血逐瘀，昆布软坚散结，浙贝母化痰散结，此三药合用在治疗全身动脉硬化、斑块形成方面疗效显著，尤其适用于斑块较多，动脉狭窄较重的患者。

（5）丹参、红花、鬼箭羽：郭维琴教授在治疗冠心病时善用活血化瘀药物，活血以治标。丹参味苦，性微寒，能化瘀生新，即活血又补血，李时珍言"丹参能破宿血，补新血……其功大类当归、地黄、川芎、芍药"，有"丹参一味，功同四物"之说。红花辛温，活血化瘀兼能止痛。郭维琴教授治疗冠心病时常配伍使用，两药一寒一温，药性平和，适合患者长期使用。若患者血瘀较重，郭维琴教授亦配伍鬼箭羽使用。《本经逢原》言："鬼箭，专散恶血。"《药性论》又言其有"破陈血"之功。冠心病患者的冠状动脉斑块的确需要破血祛瘀才能达到血脉通畅的目的，而鬼箭羽的散恶血、破陈血功效进一步加强了丹参、红花的活血通络作用。

四、验案精选

（一）冠心病

刘某，男，66 岁。

主诉：胸骨后疼痛 6 年余，加重 1 个月。

现病史：因胸骨后间断疼痛在当地医院做冠脉造影，示左前降支中段狭窄 50%，D1 近段狭窄 70% ～ 80%。近一个月来，胸骨后疼痛发作频繁，程度加重，乏力短气，稍活动疼痛即发，休息可缓解。

刻下症：畏寒，近 40 天来下肢水肿，能平卧，不咳不喘，无痰，食欲好，大便 1 ～ 3 天一行，不干，无排便困难。舌胖有齿痕，苔厚腻，脉沉细弦。

西医诊断：冠心病。

中医诊断：胸痹（气虚血瘀，阳虚水停）。

治法：益气活血，温阳利水

方药：党参 20g，红芪 20g，薤白 10g，川芎 10g，丹参 20g，红花 10g，鬼箭羽 12g，郁金 10g，片姜黄 10g，枳壳 10g，泽兰 15g，炒白术 12g，猪苓 15g，茯苓 15g，桂枝 10g，瓜蒌 20g。14 剂，水煎服，日 1 剂，早晚分服。

二诊：服药后乏力略减，胸骨后疼痛发作减少，时有心悸，二便调。舌胖有齿痕，苔厚腻，脉沉无力。

处方：党参20g，红芪20g，丹参20g，红花10g，鬼箭羽12g，郁金10g，片姜黄10g，莪术10g，昆布10g，浙贝母10g，五味子10g，磁石30g（先下），远志6g，炒酸枣仁15g，泽兰15g，猪苓15g，茯苓15g。14剂，水煎服，日1剂，早晚分服。

三诊：服药后乏力减轻，心悸胸痛基本不发作，偶有胸闷，大便偏干，1～2日一次，小便黄。舌胖有齿痕，苔薄白腻，脉沉弦。

处方：党参20g，红芪20g，丹参20g，红花10g，鬼箭羽12g，郁金10g，片姜黄10g，枳壳10g，麦冬10g，五味子10g，生龙骨30g（先下），生牡蛎30g（先下），合欢皮20g，远志6g，炒酸枣仁15g，淡竹叶10g，瓜蒌20g。14剂，水煎服，日1剂，早晚分服。

【按语】

《金匮要略·胸痹心痛短气病脉证治》曰："胸痹之病，喘息咳唾，胸背痛，短气，寸口脉沉而迟，关上小紧数，瓜蒌薤白白酒汤主之。"患者虽无咳、喘，但乏力短气，稍活动疼痛即发，双下肢水肿，是宗气不足，胸阳不振，津液不得输布，津停痰聚，痰饮之邪上乘外泛，阻碍气机，痰浊瘀阻，心脉不畅，在益气通脉汤基础上加瓜蒌、薤白以通阳散结，行气祛痰，用五苓散方中猪苓、茯苓淡渗利湿，白术健脾燥湿，桂枝解表化气，泽泻易泽兰，既利水不伤肾，又有活血的功能。与益气活血诸药相配，使水行气化，气行血行，心脾健旺，则蓄水、痰饮、瘀阻所致诸症自除。二诊时痰饮去除，但气虚血瘀的根本病机不能速去，仍有饮邪内停，内扰心神，胸痛缓解，气短好转，但仍有乏力，偶伴心悸，加五味子、磁石、远志、炒酸枣仁，补益肝肾，以补子能令母实。三诊患者主要症状已去大半，重于守方调理，大便干，小便黄，在益气通脉的基础上，酌加生龙骨、生牡蛎、淡竹叶，清心泄热，益阴潜阳，软坚散结，与他药相配伍养血安神，调补肝肾。

（二）冠心病

刘某，男，62 岁。

主诉：胸闷、憋气 4 天。

现病史：患者 4 天前早晨突发胸闷、憋气，伴心前区痛，放射至左肩胛部，自行含服硝酸甘油片 3 片，症状未见缓解，就诊于当地医院查心电图示 V_2-V_6 导联 S-T 段弓背向上抬高 0.1 ～ 0.2mV，急查心肌损伤标志物正常，持续 40 分钟后缓解。考虑诊断为"冠心病可能急性前壁心梗"，予阿司匹林、波立维。

刻下症：阵发胸闷痛伴左肩背痛，与运动无关，无乏力气短，纳可，眠可，二便调。舌胖有齿痕，苔厚腻微黄，脉弦细、尺不足。

既往史：高脂血症。

西医诊断：冠心病。

中医诊断：胸痹（气虚血瘀，湿热内阻）。

治法：益气活血，清热利湿。

方药：党参 15g，黄芪 15g，丹参 20g，红花 10g，鬼箭羽 12g，郁金 12g，枳壳 10g，片姜黄 10g，藿香 10g，佩兰 10g，炒山栀 10g，茯苓 15g，炒白术 12g，火麻仁 15g，瓜蒌 20g。14 剂，水煎服，日 1 剂，早晚分服。

二诊：药后心前区疼痛减轻，乏力气短，有恐惧感，自汗盗汗，耳鸣如蝉，难入眠，食欲好，大便稍干，排便困难。舌有齿痕，苔黄腻，脉弦细。

方药：党参 15g，红芪 20g，丹参 20g，红花 10g，鬼箭羽 12g，郁金 10g，枳壳 10g，片姜黄 10g，山萸肉 12g，枸杞子 10g，知母 10g，五味子 10g，夜交藤 20g，远志 6g，炒酸枣仁 15g，瓜蒌 30g，当归 15g，肉苁蓉 15g。14 剂，水煎服，日 1 剂，早晚分服。

三诊：药后心前区疼痛减轻，发作次数减少，气短减轻，仍乏力，自汗盗汗、睡眠均好转，仍耳鸣如蝉，食欲正常，大便稍干。舌胖有齿痕，苔黄腻，脉弦细。

方药：党参 15g，红芪 20g，丹参 20g，红花 10g，鬼箭羽 12g，郁金

10g，枳壳 10g，片姜黄 10g，藿香 15g，佩兰 15g，炒山栀 10g，茯苓 15g，山萸肉 12g，枸杞子 10g，知母 10g，五味子 10g，夜交藤 20g，远志 6g，路路通 10g，瓜蒌 45g，肉苁蓉 20g。14 剂，水煎服，日 1 剂，早晚分服。

【按语】

患者老年男性，急性发作。西医方面，患者胸闷憋气，心前区疼痛放射至左肩胛部，服药不缓解，心电图示 $V_2 \sim V_6$ 导联 S-T 段有弓背向上抬高趋势，心肌损伤标志物正常可能为就诊时未在检查时间窗，考虑为急性心肌梗死，治疗当以疏通阻塞的冠状动脉、恢复心肌功能为主要治疗原则。中医方面，患者年迈，先天之本已亏，故见尺脉不足；气虚则推动血行不利，血滞脉中，痹阻心脉，不通则痛。治疗当以益气活血为主。郭维琴教授经过临床数十年总结，最终形成了目前的经验方——益气通脉汤。益气通脉汤以益气活血通经为大法，在此基础上随症加减。结合患者舌脉，如在气虚血瘀基础上伴有湿热征象，则佐以清热化湿，加藿香、佩兰芳香化湿，栀子清热，茯苓、白术健脾燥湿。为避免排便加重心脏负荷，予火麻仁、瓜蒌润肠通便。二诊时患者心前区疼痛、乏力气短减轻，前方治疗有效。患者自汗、盗汗，为气虚不能固摄而致，当加强补气效果，换黄芪为作用更强的红芪。患者有恐惧感、耳鸣，为肝肾不足的表现，予山萸肉、枸杞子、知母补益肝肾。肾水不足以济心火，心火扰神而见不寐，予五味子、夜交藤、远志、酸枣仁养心安神以助眠；大便干，予当归、肉苁蓉润肠通便。三诊时患者胸痛程度、频率减轻，出汗、失眠亦改善，仍有乏力气短，前方益气活血辅以补益肝肾之法可以沿用。患者耳鸣如故，因肾虚不易填补，难以短期见效。

（三）冠心病

张某，男，53 岁。

主诉：发现冠状动脉狭窄 6 月余，乏力 1 周。

现病史：患者 6 个月前因体检发现冠状动脉狭窄，于当地医院行冠脉 CT 示双侧冠状动脉起源异常，右侧优势型，右侧冠脉近端有钙化斑块，中度狭窄，左侧冠脉主干未见明显异常，前降支近端管腔不光滑，见混合斑块，管腔轻度狭窄，未予系统诊治。近一周患者乏力加重，无胸闷胸痛，无头晕头痛，运动后无明显胸闷、胸痛，无头晕头痛，无恶心呕吐，食欲好，眠差易醒，二便正常。舌胖，苔薄腻，脉沉弦。

既往史：高脂血症病史。

西医诊断：冠心病。

中医诊断：胸痹（气虚血瘀，痰瘀互结）。

治法：益气活血，化痰散结。

方药：党参15g，红芪10g，丹参20g，红花10g，鬼箭羽12g，莪术10g，昆布10g，浙贝母10g，赤芍15g，白芍15g，当归15g，夜交藤20g，远志6g，炒酸枣仁15g，炒决明子10g，生蒲黄10g，生山楂20g。14剂，水煎服，每日1剂，早晚分服。

二诊：药后胸闷、胸痛均未再发作，乏力减轻，食后困倦明显，头痛未发作，头晕，无视物晃动，左上腹疼痛，左胸不适，二便正常。舌胖，苔薄腻，脉弦滑。

处方：党参20g，红芪20g，丹参20g，红花10g，鬼箭羽12g，莪术10g，昆布10g，浙贝母10g，郁金10g，枳壳10g，炒白术12g，炒薏苡仁15g，炒莱菔子12g，钩藤15g，葛根15g，川芎10g，石菖蒲10g，砂仁6g。14剂，水煎服，每日1剂，早晚分服。

三诊：药后胸闷、胸痛、腹痛诸症未再出现，早餐后仍有困倦，夜眠梦多，午后精神好，食欲好，二便调。舌胖，苔薄腻，脉沉略滑。

处方：党参20g，红芪20g，丹参20g，红花10g，鬼箭羽12g，莪术10g，昆布10g，浙贝母10g，生龙骨30g，生牡蛎30g，合欢皮20g，远志6g，炒酸枣仁15g，郁金10g，石菖蒲10g，葛根15g，红景天12g，川芎10g，炒白术12g，茯苓15g。14剂，水煎服，每日1剂，早晚分服。

【按语】

郭维琴教授提出益气活血法治疗胸痹心痛，针对冠脉造影明确的冠状动脉狭窄患者，常联合海藻、昆布、浙贝母、山慈菇、莪术等软坚散结化痰的药物治疗，取得很好疗效。红芪为甘南地区道地药材，在古代文献中，往往附录于黄芪之中。其最早记载于陶弘景的《名医别录》中。新中国成立后，叶橘泉老中医在其著作《本草钩沉》中记录：黄芪以本种为主，西绵芪、红芪、绵芪等也是正品。2010年《中华人民共和国药典》将红芪单独列出。其功用主治与黄芪相似，化学成分以多糖为主，具有提高免疫力的作用。鬼箭羽，《神农本草经》中记载"主女子崩中，下血，腹满，汗出，除邪，杀鬼毒蛊注"；清代汪昂的《本草备要》认为该药可以"破陈血，通经落胎"。其形似箭矢，走窜破瘀力强。二诊患者服用益气活血药后，乏力、气短等气虚症状减轻，胸闷胸痛等血瘀症状亦减轻。患者食后困倦、头晕、舌胖脉沉，考虑脾居中焦，为气机升降出入之枢纽，脾虚不能升清，清窍失养则饭后困倦头晕。在益气活血基础上加以理气升清。党参、白术以补脾，薏苡仁炒用以健脾燥湿，石菖蒲、砂仁调畅中焦，枳壳、莱菔子降气，葛根、红芪以升清。三诊患者应用上药后气机条达，血脉通畅，诸症缓解。患者夜寐不安，神失所养，故晨起困倦。在原方基础上加强安神力量。予生龙骨、生牡蛎镇静安神，合欢皮、酸枣仁养血安神，石菖蒲、远志交通心肾。经益气活血、化痰软坚治疗后，诸症消失。

（四）急性心肌梗死

张某，男，78 岁。

主诉：突发心前区憋闷疼痛 5 小时。

现病史：胸部憋闷疼痛，疲乏气短，口干，冷汗淋漓，舌淡暗，脉细数。查体：体温 36.4 ℃，脉搏 98 次 / 分，呼吸 22 次 / 分，血压 102/82mmHg，精神疲倦，呼吸急促，皮肤湿冷，心音低钝。心电图：急性前壁心肌梗死。心肌酶谱增高，急行 PCI 术见左前降支（LAD）近端完全闭塞，右冠状动脉（RCA）近端 70% 狭窄。前降支行经皮冠状动脉腔内血管成形术 + 支架置入术，置入支架一枚。术后患者发生心源性休克，予生脉注射液、参附注射液静脉滴注；并置入主动脉内球囊反搏（IABP）辅助循环，持续血管活性药物多巴胺泵入升压，休克缓解，血压稳定，胸闷、胸痛等症状稍有改善。郭维琴教授来诊见：胸部隐痛，四肢转温，乏力气短，食欲差，口干，大便干，舌暗红，苔黄腻、中根部剥脱，脉细数。

辨证：阳损及阴，气阴两虚，心脉闭阻，瘀热腑实。

治法：活血化瘀，益气养阴，通腑泄热。

方药：太子参 15g，黄芪 20g，麦冬 15g，五味子 10g，川芎 10g，红花 10g，丹参 20g，桃仁 10g，黄连 6g，瓜蒌 15g，牡丹皮 15g，枳实 10g，酒大黄 6g。5 剂药后，胸闷、便干等症明显改善。病情平稳后出院，以益气通脉汤辨证加减调护，随访 6 个月胸闷、胸痛未再出现。

【按语】

郭维琴教授结合多年临床经验，认为真心痛的病机为正虚邪实，"虚"和"瘀"贯穿始终，正虚包括阳虚（急性期）、阴虚（衍变期）、气虚（恢复期），标实包括血瘀寒凝（急性期）、湿热痰浊（衍变期）、痰瘀互结（恢复期）等。治疗应重视急性期以瘀和阴盛症状明显为主，临床主要表现为胸痛剧烈，窒闷欲死，动则为甚，治疗当活血化瘀通脉，温阳散寒敛阴，重视通脉、止痛及温通（温补）在治疗中的运用。心肌梗死急性期病情最为危重，病死率亦最高，多见真阳衰微、阴阳离决的心源性休克及心肾阳微、水饮凌心射肺之急性左心衰，根据中医学"急则治标，缓则治本"的原则，此时应积极行再灌注，开通血管祛除血瘀（顷刻获益）、抗心衰、抗休克及止痛治疗，同时参以中药益气回阳固脱之参、附及益气温阳化瘀利水之品，临床常获奇效。衍变期病情逐渐平稳，患者可无症状；或表现为胸闷胸痛时作，舌质暗或有瘀斑，此时痰浊、瘀血内停现象较为突出，掩盖了气虚之象。治疗应以化痰除湿、活血通脉为主，佐以益气之品，并且常因支架术后、坏死物质吸收及宿食化热生湿，应注重清热化湿通腑之品的应用。稳定期病情较为稳定，无明显不适，或只表现为疲乏无力，动则尤甚，胸部偶有不适感。此时，以虚为主，且以气虚血瘀证最为多见，故在临床治疗中将益气活血法作为贯穿始终的基本大法，益气药常选用党参、黄芪，二药味甘，入脾、肺经，补生化之源以益心气。活血药选用苦寒之丹参配辛温之红花，入心、肝二经，寒温相合，辛开苦降，共奏活血止痛、祛瘀生新之功，祛邪不伤正。"气行则血行"，治血首当调气，取郁金既入血分，又入气分，以活血止痛，行气解郁；枳壳入气分，长于行气开胸，宽中除胀，二药合用，共奏理气散郁，活血祛瘀之功。鬼箭羽苦寒，《药性论》载"破陈血，落胎。主中恶腰腹痛"，其活血止痛力强，对于缓解心绞痛有一定的疗效，而且现代药理学研究也证明，本药有调脂、降糖、抗心肌缺血的作用，针对冠心病患者常合并血脂、血糖异常尤为适合。临床发现对于衍变期（支架术后）及恢复期的患者，长期使用中药调理的确可以减少心绞痛的发作次数及支架术后再狭窄或再发心梗的次数，降低患者的再住院率，为中医治疗真心痛的一大特色及优势。

（五）冠心病 PCI 术后胸痛

拓某，男，59 岁。

主诉：胸骨后疼痛两月余。

现病史：患者胸骨后阵发性疼痛，9 月 11 日胸痛剧烈伴大汗出，就诊于当地医院行冠状动脉造影示前降支 100% 闭塞，第一对角支开口中段 70% 狭窄，回旋支 60% 狭窄，中间动脉中段 90% 狭窄，诊断为"急性心肌梗死"，于前降支中段远端各置入支架 1 枚，后胸骨疼痛间断发作。

刻下症：偶有胸闷、胸痛，食欲好，大便溏、色黑，1～2 次 / 日，小便正常。舌红少津，中剥脱，舌边有瘀斑瘀点，脉沉细。

既往史：高脂血症。

西医诊断：冠心病 PCI 术后，高脂血症。

中医诊断：胸痹（气阴两虚，瘀血内阻）。

治法：益气养阴，活血化瘀。

方药：太子参 15g，黄精 10g，丹参 20g，红花 10g，鬼箭羽 12g，郁金 10g，枳壳 10g，片姜黄 10g，沙参 10g，麦冬 10g，莪术 10g，昆布 10g，浙贝母 10g，炒白术 10g，苍术 15g，茯苓 15g。14 剂，水煎服，日 1 剂，早晚分服。

二诊：药后胸闷、胸痛发作次数减少，口干舌燥，大便由黑变黄，成形，食欲好，食后腹胀，大便日 1 次。舌薄腻，质暗红，脉沉细弦。

处方：太子参 15g，黄精 10g，丹参 20g，红花 10g，鬼箭羽 12g，郁金 10g，枳壳 10g，片姜黄 10g，莪术 10g，昆布 10g，浙贝母 10g，炒白术 12g，茯苓 15g，炒莱菔子 12g，苍术 15g，炒谷芽 15g，炒稻芽 15g。14 剂，水煎服，日 1 剂，早晚分服。

三诊：药后乏力减轻，胸闷、胸痛均未发作，大便色黄成形，口干喜饮，有痰，色黄质黏，头晕，蹲下站起时更明显，食欲好，睡眠不实，早醒，醒后可再入睡，舌边尖红，胖有齿痕，苔白腻，脉沉细弦。

处方：党参 10g，红芪 10g，丹参 20g，红花 10g，鬼箭羽 12g，莪术 10g，昆布 10g，浙贝母 10g，郁金 10g，片姜黄 10g，枳壳 10g，连翘 15g，远志 6g，炒酸枣仁 15g，苍术 15g。

【按语】

患者以胸痛为主症，辨病当属"胸痹"范畴。患者 2 个月前突发心病重疾，心气耗伤，随后行心脏支架手术，血管局部金刃所伤，导致热毒内生，耗气伤阴，心脏气阴两虚。心气虚则无力行血，阴虚则脉道干涩，导致血行不畅，瘀血内生，痹阻心脉，气机不畅，不通则痛，故发作胸闷胸痛，发为胸痹。舌红少津，中剥脱为阴虚津亏之象，舌有瘀斑瘀点为内有瘀血之象，脉沉细为气阴两虚，脉道不充，气血鼓动无力所致。患者支架术后再次出现胸痛，可参照胸痹辨治。本病例支架术后 2 个月，属于第二期，这期治疗重点是破血逐瘀，软坚化结，所以在益气活血的基础上加用莪术、昆布、浙贝母等药物，以防止新的瘀血形成，预防支架术后冠状动脉再狭窄。患者一诊后自觉胸闷胸痛发作次数减少，说明辨证准确，用药精当，病情好转，所以二诊继续给予益气养阴、活血化瘀法治疗，仍以首诊方为主方，稍作加减。此次患者食后腹胀，舌苔薄腻，说明脾虚失运，湿浊中阻，首诊方中已给予健脾祛湿药炒白术、茯苓、苍术，加用炒莱菔子理气消胀，炒谷芽、炒稻芽健脾消食助运化。三诊后患者乏力减轻，胸闷、胸痛均未发作，说明治疗有效，病情控制。此次患者舌苔白腻，已无阴虚之象，所以去掉益气养阴药，给予党参、红芪补心气。胸痛虽未发作，但血瘀证未除，继续给予活血化瘀药物。患者口干喜饮，有黄黏痰，舌边尖红，说明有肺热，给予连翘清热解毒。睡眠不实，早醒，说明热扰心神，给予远志、酸枣仁养血安神。

（六）冠心病 PCI 术后胸痛

陈某，男，71岁。

主诉：心前区痛1个月。

现病史：患者于2011年10月1日突然发作心前区痛，在当地医院诊为急性心肌梗死，行介入治疗，置入支架1个，后未再出现胸闷、胸痛。

刻下症：乏力，全头痛，睡眠好，食欲好，大便黏腻，溏薄。舌胖大、苔白腻，脉沉无力。体格检查：血压160/90mmHg，心率每分钟64次，律齐。心电图示窦性心律，大致正常心电图。

既往史：脂肪肝，高血压病，高脂血症。

西医诊断：冠心病，心肌梗死，高血压病，高脂血症。

中医诊断：胸痹，头痛（气虚血瘀，痰湿内阻）。

治法：益气活血，燥湿化痰。

方药：党参15g，黄芪15g，钩藤15g，山慈菇15g，连翘15g，丹参20g，红花10g，三棱10g，莪术10g，郁金10g，枳壳10g，菊花10g，蔓荆子10g，川芎10g，黄柏10g，苍术10g，白头翁10g，蜈蚣（打）2条。7剂，水煎服，每日1剂。

二诊：药后乏力、心前区痛、头痛减轻，大便仍黏腻，舌胖有齿痕，舌质暗、苔薄白腻，脉沉弦。血压110/70mmHg，心率每分钟88次。上方加片姜黄10g，去蔓荆子，30剂。

三诊：药后乏力、头痛减轻，偶尔心前区痛，大便已正常，食欲好，舌胖大有齿痕、苔薄白腻，脉沉细弦。血压138/80mmHg，心率每分钟72次。二诊处方加羌活10g，去黄柏、苍术。30剂。

四诊：药后头痛、胸痛均未发作，乏力减轻，食欲好，大便清薄、黏腻，每日3次，舌胖有齿痕、苔薄白，脉沉弦。血压130/80mmHg，心率每分钟72次，心电图提示窦性心律，大致正常心电图。三诊方加鬼箭羽10g，夏枯草12g，去菊花、蜈蚣、羌活、白头翁。30剂。

五诊：药后头痛、胸痛均无明显发作，精神体力好转，大便已成形，食欲好，睡眠好，舌胖有齿痕，舌质暗淡、苔薄白腻，脉沉。心率每分钟80次，心电图提示窦性心律，大致正常心电图。四诊方加昆布、菊花各10g，去连翘、片姜黄、川芎。30剂。

六诊：药后头痛、胸痛均未明显发作，服药期间大便溏薄，食欲好，舌胖有齿痕，舌质暗、苔薄白腻，脉沉弦。心率每分钟67次，律齐，血压120/80mmHg，心电图提示窦性心律，大致正常心电图。五诊方加五味子、白术各10g，磁石30g（先煎），炮姜9g，炒酸枣仁、茯苓各15g，去钩藤、夏枯草、菊花、鬼箭羽。30剂。

【按语】

本案患者胸闷、胸痛、头痛为血瘀，脉络不畅，不通则痛所致，伴见乏力，舌胖大、苔白腻，脉沉无力属气虚，大便黏腻，溏薄，苔腻属痰湿。综上所述，辨证为气虚血瘀兼痰湿，治以益气活血，化痰祛瘀。方中党参、黄芪益心气，通过补脾气，滋生气血之源以益心气，鼓动血脉运行；丹参、红花、三棱、莪术以活血化瘀；山慈菇、连翘清热解毒，清心火，尚可软坚散结，去有形之瘀血，考虑到患者曾有心肌梗死，故用之；郁金、枳壳行气以活血，气行则血行，用于胸闷痛，犹如重物压迫，或伴窒息感，与通阳活血药并用效更佳；患者头痛，同时患有高血压，故应用钩藤、菊花、蔓荆子平肝潜阳、清利头目；蜈蚣、川芎活血通络止痛；苍术、黄柏、白头翁清热燥湿，以除肠道湿邪。

二诊时患者诸症减轻，头痛减，故去掉蔓荆子，保留钩藤、菊花清肝平肝，及蜈蚣、川芎活血通络以治本，舌质暗，加片姜黄配郁金加强活血化瘀之功。三诊时大便复常，故去掉黄柏、苍术，加羌活解表散寒，祛风胜湿止痛。四诊患者头痛愈，故去菊花、蜈蚣，大便次数增，故去羌活、白头翁。考虑到患者有高血压，加用夏枯草；有高脂血症，故用鬼箭羽，现代研究证明其有降血脂及降血糖的作用。

参考资料

［1］梁晋普，王亚红.郭维琴辨治冠心病经验［J］.中医杂志，2011，52（24）：2084-2085.

［2］梁晋普，王亚红，秦建国.郭维琴教授益气活血法治疗冠心病临证经验［J］.北京中医药大学学报（中医临床版），2013，20（5）：44-46.

［3］陈世龙.郭维琴教授治疗心病经验拾萃［J］.环球中医药，2014，7（7）：555-557.

［4］梁晋普，王亚红.郭维琴教授从脾胃论治冠状动脉粥样硬化性心脏病经验［J］.环球中医药，2011，4（3）：223-225.

［5］许承莹，王亚红，刘玉霞，等.郭维琴教授治疗冠心病从脾胃中焦枢纽调理气血经验［J］.中华中医药学刊，2014，32（11）：2669-2671.

［6］刘玉霞，王亚红.郭维琴教授从"心主血脉"治疗高血压病［J］.吉林中医药，2013，33（2）：119-121.

［7］杨雪卿，朱海燕，赵勇，等.郭维琴治疗高脂血症经验［J］.山东中医杂志，2014，33（1）：54-55.

［8］肖珉，常佩芬，赵勇，等.郭维琴教授治疗心血管疾病合并焦虑症的临床经验［J］.现代中医临床，2016，23（5）：17-20.

［9］孟伟，王亚红，郭维琴.郭维琴教授防治冠心病支架术后再狭窄经验介绍［J］.现代中医临床，2016，23（5）：21-23.

［10］孟伟，李本志，王希法，等.郭维琴辨治冠状动脉内支架植入术后再狭窄经验［J］.中医杂志，2013，54（11）：912-914.

［11］李倩倩，樊晓丹，赵一霖，等.郭维琴教授巧用对药角药辨治心系疾病［J］.环球中医药，2021，14（1）：125-128.

［12］张洪嘉，高瑜倩，常佩芬，等.郭维琴教授治疗心系疾病运用活血化瘀药特色及医案［J］.现代中医临床，2021，28（5）：47-49，52.

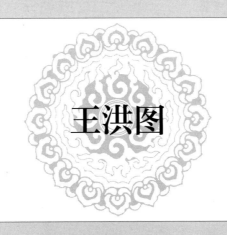

王洪图

一、医家简介

王洪图（1937—2009），男，教授，天津市蓟县人。中国著名内经研究大家，北京中医药大学教授，博士研究生导师。1957～1963年就读于北京中医学院（现北京中医药大学），1963年从北京中医学院中医专业毕业并留校任内经教师。历任北京中医药大学内经教研室主任、中医系副主任、教育部中医基础理论重点学科带头人、国家中医药管理局内经重点学科带头人，兼任中华中医药学会内经专业委员会主任委员。在从事教学工作的同时，还通过临床、文献及实验等方法，深入研究《黄帝内经》的理论体系、临床应用及五脏藏神理论的内涵等内容。发表学术论文60余篇，累计主编出版专著10余部，主编中国普通高等教育中医药类规划教材《内经选读》和本硕连读规划教材《内经学》。1993年，被国家教委、人事部授予"全国优秀教师"荣誉称号，获得"在我国医疗卫生事业中做出突出贡献"证书，享受国务院政府特殊津贴。1994年，被北京市政府授予"北京市先进工作者"荣誉称号。2001年，被中国教育工会授予"全国师德先进个人"荣誉称号。2002年获得中国教育工会颁发的"师德先进个人标兵"证书。

王洪图教授为第三批全国老中医药专家学术经验继承工作指导老师。以"系统整理，全面继承"作为研究《黄帝内经》的指导思想，他主编的《黄帝内经研究大成》，被国内外专业人士誉为《黄帝内经》研究的里程碑，获第四届国家图书奖、第一届立夫著作奖、国家新闻出版署科学技术进步奖等。全面论证了"内经学"的内涵及外延，被学术界公认，对内经学科的发展方向起到了带动作用。针对"五脏藏神"的中医特色理论，提出"脾胃转枢是五脏藏神关键"的学术观点，在临床中研制出治疗癫痫、抑郁症、儿童多动症的有效中药复方——利脑明冲剂，经北京市批准为临床用药，造福甚广，广受赞誉。

二、学术观点

（一）辨识心之体用

体用是中国古代哲学的重要组成部分，也是中医理论的重要组成部分，其中体代表物质基础，用代表功能作用。叶天士言"肝体阴而用阳"，然根据阴阳属性划分，五脏之体有形皆属阴，五脏之用无形则属阳，脏腑体用相反，体用间相互制约、相互成就，方能"元真通畅"，《素问·阴阳应象大论》曰："阴在内，阳之守也，阳在外，阴之使也。"体为用之基，用为体之见。《医医病书》曰："心为手少阴，心之体主静，本阴也；其用主动，则阳也。""体阴"与"用阳"是一组相对的概念，"体阴"是指心主血脉，藏精舍神，濡之养之；心储藏天地太阳火气，温之煦之。"用阳"是指血脉贵在通利，心神本在清明，心阳意在宣通，三者相和，共同发挥心的生理功能。

王洪图教授认为，心体阴体现在心所藏之精，所主之气血，所含之阳气。《素问·痿论》曰："心主身之血脉。"血脉是集血管和经脉在内的通行血气的总称，血脉功能的正常发挥，必须依赖心储藏的精气对其化生与充养的作用。《素问·金匮真言论》曰："南方赤色，入通于心，开窍于耳，藏精于心。"《素问·六节藏象论》曰："心者，生之本，神之变也；其华在面，其充在血脉，为阳中之太阳，通于夏气。"心气通于夏，心在五行属火，故心藏人身之阳能。精血、阳能相互激荡，而其用生。

心主血脉，血脉以充盛为基，以通利为宜，通过心阳的温煦推动作用将气血运行于诸经，并赖肺之治节而保持相应的节律，《四圣心源》言："脉络者，心火之所生也，心气盛则脉络疏通而条达。"《素问·灵兰秘典论》曰："心者，君主之官也，神明出焉。""出"字说明神明之用发露于心，此"神明"即指精神情志、思维意识，也有生命活动的根本之意。心神又以清明为要。心为阳中之阳，《白虎通义》曰："人本含六律五行之气而生……心者，火之精。"故心以阳气用事，心火以宣通为用。

（二）心之体用与胸痹发病

1. 血瘀痰凝则体病

王洪图教授从《内经》之学来认识人体，《素问·灵兰秘典论》曰："心者，君主之官也，神明出焉。"心为五脏六腑之大主，为神之舍。心主神明，人的精神、意识、思维、情志等精神活动皆依赖于心。《灵枢·本神》曰："心藏脉，脉舍神。"心主宰人体周身的血脉，神就寄附在血脉之中，心在神志活动中占主导地位，而该功能又与心所主之脉密切相关。《素问·经脉别论》曰："食气入胃，浊气归心，淫精于脉。""中焦受气取汁，变化而赤，是谓血。"《素问·平人气象论》曰："脏真通于心，心藏血脉之气也。"可见，心在血的生成过程中占重要地位，心推动血气运行，使血液化赤而生，并温煦血气。

王洪图教授认为，若心受病，则血气受病，血脉亦不通，可能影响神志。《素问·宣明五气论》曰："心藏神。"《素问·六节藏象论》曰："心者，生之本，神之变也。"心主神明，主血脉，以藏精舍神为体，血脉通利为用。心主神志，心神清明则神志正常。清，即用神适度，过用则伤心神；明，即心不受外邪所扰，其用通利。若血脉痹阻不通，血液运行受阻，则停而成瘀；若心气虚，推动血液无力，亦会导致血瘀；气行则血行，气滞则血瘀，血瘀气亦为滞，进而影响水液代谢，水液停滞，聚而成痰；若心血不足，无法濡养其他脏腑，导致肺通调水道功能失常，脾运化水湿功能受损，皆会导致水液停聚成痰。再者，心火能行阳气而制约肾水，若心火不足，不能制阴于下，导致肾水上泛为痰。若瘀血、痰饮等有形实邪侵扰心神，则心的功能必然受损，瘀血痹阻则导致心悸、胸痹心痛等，痰饮上蒙心窍则导致神志不安、心神不宁等问题。

2. 胸阳受累则用衰

王洪图教授推崇胸为清阳之府。《素问·阴阳应象大论》曰："清阳为天，浊阴为地。"其中三个"清阳"的意思分别为饮食精微和自然界的清气、卫气、饮食物化生的精气；三个"浊阴"的意思分别为糟粕、精血津液、饮食物代谢后的产物。从中可以得出，水谷精微中的轻清部分、阳气等具有向上、向外、主动的物质属于清阳；水谷精微中的稠厚部分、阴精等具有向下、向内、主动的物质属于浊阴。胸为清阳汇聚之处，胸中清阳可以助心行血、通利血脉，血脉通利则人体处于阴平阳秘的平和状态。

《素问·调经论》曰："厥气上逆，寒气积于胸中而不泻，不泻则温气去，寒独留，则血凝泣，凝则脉不通，其脉盛大以涩，故中寒。"寒性收引凝滞，易伤阳气，胸中清阳受寒邪侵袭。若胸阳受损，则其助心功能失常导致心之血脉痹阻，不通则痛，导致胸痹心痛；血液不能流通，则不能濡养全身各处，不荣则痛，亦会导致胸痹心痛。《医门法律》又言："胸中与太空相似，天日照临之所，而膻中之宗气，又赖以包举一身之气者也。"这说明只要胸中清阳旺盛，则如太阳当空，所有阴寒之邪因太阳之气化而升腾无形。

（三）体用皆病胸痹生

王洪图教授发挥《内经》之学，认为心以藏精舍神主血为体，以通利血脉为用，两者相辅相成，共同维持机体的正常生命活动。"体用"关系失衡，则会出现心悸、胸痹心痛等一系列心系病证，《金匮要略》将其核心病机高度概括为"阳微阴弦"。阳微，指主上焦关前之寸脉弱，其中既有心之"体"受损，即心之气血阴阳亏虚，无力舍神、主血，又有心之"用"不利，即心脉运行不畅，胸中清阳不利，或气机升降失常，心肾不交以致心神不安；阴弦，指主下焦关后之尺脉弦，往往提示水饮、痰浊、瘀血等实邪的存在。胸痹心痛的发生是"体用"关系失衡的表现，也是正邪交争、正不胜邪的结果。因此，在临床诊治方面需以协调心之"体用"关系为要，具体可分为通血脉、理气机、调心神等三个方面，通脉扶正以祛邪，理气调神定心安，获"若针通结"之效。此外，王洪图教授指出，分析病机的过程，就是临床辨证的过程，掌握了病机理论，在临证时就可以较容易抓住疾病的本质和治疗的关键，从而为正确诊治提供可靠依据，其科学性与实用性不言而喻。

三、临床特色

（一）通血脉

血脉的闭阻不通贯穿于胸痹病的全过程，血行瘀滞迟缓，不通则痛，血脉失养，不荣则痛，痰、湿、郁热丛生，壅于血脉，闭阻经络，发为胸痛。故胸痹的治疗以通血脉为要。王洪图教授认为，通血脉当以辨其病因，方能有的放矢。血脉运行不畅，或为寒凝经脉所致者，如《素问·调经论》所言："寒气积于胸中而不泻，不泻则温气去，寒独留，则血凝泣，凝则脉不通，其脉盛大以涩，故中寒。"当予散寒通脉，活血逐瘀之法。或胸阳衰惫，阴邪上乘，血行迟缓，有"阳微阴弦"之征者，当予温阳散寒，活血通脉之法。或有瘀血停滞，痰浊闭阻，心脉受累，当胸闷痛，《柳选四家医案》云："胸痛彻背，是名胸痹……此痛不唯痰浊，且有瘀。"当以涤痰逐瘀，化浊通脉为法；若痰瘀日久，郁而化火，扰动心神，其人眠差、烦躁者，当辅以解郁清火、安神宁心之法。更有甚者，瘀血停滞，心血难生，消灼真阴，以致本虚标实，当标本同治，滋阴养血，化瘀通脉，消补兼施。《素问·调经论》言："气血者，喜温而恶寒，寒则泣（涩）而不行，温则消而去之。"王洪图教授在多种通血脉之治法的基础上，时少佐辛温通脉之品，血得温则行，如桂枝、薤白等药既能补心阳之体，又可宣通心阳以通血脉畅心之用。

（二）理气机

王洪图教授认为气机升降有序，则体用正常。《灵枢·根结》谓"太阴主开""阳明主阖"。阳明主合者，足阳明属胃，主肌肉，为人体气血流行之要道；太阴主开者，以足太阴属脾统辖胃肠而主消化运行。再如《素问·五脏别论》指出"夫胃、大肠、小肠、三焦、膀胱，此五者天气之所生也，其气象天，故泻而不藏。此受五脏浊气，名曰传化之府，此不能久留，输泻者也"。医学中通过阳入阴出气机的流转，五脏成为储藏天地精气之所，象为气象。以肝为例，肝储藏少阳、木气，在腑合胆，外有足厥阴肝经，与春通应而化生爪、筋、目等。从而构建出一个木生系统。如《素问·生气通天论》所示"东方生风，风生木，木生酸，酸生肝，肝生筋，筋生心……在窍为目，在味为酸，在志为怒。"《内经》时期的医家认为，脏腑之气皆来源于人体之外的天地五行之气，五脏的主要功能是储藏，保守精气以抗邪养生，生化精气构成相同的体、窍、液、志。五脏的功能即所藏之气的功能，五行之气通过经络进入五脏，充于体窍等，并进一步发挥其功能，体现气机的通调作用。

王洪图教授研究《内经》中对气机和气化的认识源于古代哲学对万物变化规律的认识和方法。如古代哲学认为气的运动变化是遵循的阴阳规律及五行规律，有阴气阳气则有升降或出入之交通，如《易传》言："泰，小往大来，吉亨。则是天地交而万物通也，上下交而其志同也。"《素问·六微旨大论》又曰："故高下相召，升降相因，而变作矣。"由于天气和地气的相互招引，上升和下降相互为因，天气和地气才能不断发生变化。"出入废则神机化灭，升降息则气立孤危……是以升降出入，无器不有……故无不出入，无不升降"。气机升降的阐发，李杲多有创见，他在脏腑辨证的启示下，补充了脾胃学说，详述了三焦辨治。根据《难经》三焦乃原气之别使，主通行三气等理论，着重气机调理，重视三焦膜原对于冠心病的调理十分关键。

（三）调心神

王洪图教授提出五脏藏神，心为其主的观点。《素问·灵兰秘典论》言："心者，君主之官，神明出焉……主明则下安，以此养生则寿，殁世不殆，以为天下则大昌。"心为神之舍，心是人体精神意识、思维活动的主宰。心主神志活动，是中国传统文化中的重要观点，在中国哲学及中医学中均占有重要地位，至今仍被中医学奉为主导理论而加以应用。王洪图教授认为心是一个哲学概念，其所代指的是人体的感知、思维、意志、情感等活动。对于心的具体认识可分为以下四个方面：一是心为思官；二是心主情性，主宰情欲；三是心为感官的统帅；四是心为身形之主宰。由此可见，心是人体精神活动的主要调节者与主宰者，调节心神对于临床治疗有着重要的指导意义。

《素问·八正神明论》言："血气者，人之神。"心主神明的物质基础为心主血脉。同时，心主神明也是心主血脉功能的外在表现。心血充盈，脉道通利，则血有所主，神有所依。若其人素体气血亏虚，或水饮、痰浊、瘀血等实邪内伏，脉道不通，导致气血阴阳失和，进而影响心主神明的生理功能。心不藏神，则会出现心悸、不寐等心神不宁的征象。对于此类病证，临床治疗当以调心神为主，一则注重调心之"体"，补益气血阴阳，使心藏精、舍神、主血的功能恢复正常；二则重视调心之"用"，祛邪逐饮，调畅气机，使脉道通利。两者合用，则气血得调，心脉得通，心神清明，病邪得解。

四、验案精选

（一）胸痹（痰瘀互结，心脉不畅）

林某，女，62 岁。1987 年 3 月 19 日初诊。

主诉：胸闷、胸痛 8 年余。

现病史：患冠心病数年，时有胸中闷痛，窜及左侧肩背部及臂内侧，睡眠不安而多梦，常因憋气而惊醒，醒后需重拳锤击胸前数下方缓。兼见心烦，大便干。

刻下症：舌质暗，苔白腻，脉弦细，节律欠调。面色晦暗，形体较肥胖。

西医诊断：冠心病。

中医诊断：胸痹（痰瘀互结，心脉不畅）。

治法：行气活血，化痰通络。

方药：旋覆花汤加减。

旋覆花 10g（包煎），杏仁 10g，浙贝母 10g，红花 10g，茜草 10g，枳壳 10g，郁金 10g，荷梗 8g，全瓜蒌 12g，清半夏 10g，炙甘草 6g。7 剂，水煎服。

二诊（1987 年 3 月 26 日）：胸闷明显减轻，发作次数较前减少，睡眠较前改善，仍有睡眠中憋醒，程度较前减轻，二便调。舌暗红，苔薄略腻，脉弦细。上方加丹参 15g，茯苓 12g。7 剂，水煎服。

后患者门诊调方，病情逐渐好转，未见复发。

【按语】

本案患者以胸闷、胸痛为主诉来诊，常有憋气，观患者形体肥胖，舌暗红、苔白腻乃痰瘀互结之征，痰瘀阻滞，经气不利，心脉闭阻，故见胸痛、胸闷，重拳锤击可致经气稍通，旋即复通，心烦、大便干乃为痰瘀日久，化热伤津之象。故治宜化痰通络，行气活血之法。方中旋覆花、茜草、红花取自《金匮要略》"肝着"病，茜草、红花活血化瘀，通心脉之瘀，《素问·脏气法时论》云："心欲软，急食咸以软之。"旋覆花味辛微咸，辛以行气，沟通心肺，咸以软坚散瘀，故施以重任，杏仁、浙贝母、全瓜蒌、半夏、荷梗涤痰以开心窍，化浊以降身之逆气，枳壳、郁金理气宽胸，举胸阳以行浊气，炙甘草补脾和中，调和诸药。二诊时患者诸症减轻，故加凉血活血之丹参以除烦，予健脾祛湿之茯苓以化痰。诸药合用，祛瘀化痰以通心脉，行气宽胸以畅胸府。

（二）胸痹（痰湿阻滞，兼夹瘀血）

王某，男，57 岁。1988 年 3 月 6 日初诊。

主诉：胸闷痛 5 年余。

现病史：患者 5 年来间断胸闷痛，牵及左肩臂，未予重视，近 2 个月上症加重，于当地医院就诊查心电图示心动过缓，心率 54 次 / 分，ST 段低平，左束支传导阻滞。

刻下症：时有胸闷胸痛，短气，身重乏力，眠差多梦，大便黏腻，舌胖大，质略暗，苔白腻，脉迟。形体肥胖。

西医诊断：冠心病。

中医诊断：胸痹（痰湿阻滞，兼夹瘀血）。

治法：化痰祛瘀通络。

方药：茯苓杏仁汤加减。

茯苓 15g，浙贝母 10g，杏仁 10g，炙甘草 6g，薏苡仁 15g，茜草 10g，荷叶 8g，红花 10g，丹参 15g，旋覆花 10g，桂枝 9g。7 剂，水煎服。

二诊（1988 年 3 月 13 日）：胸闷减轻，仍有胸痛，上方加三七粉 3g（冲服）。

上方服用 10 剂，诸症减轻，后门诊调方，症状逐渐改善直至消失。

【按语】

本案患者胸闷明显，胸痛不甚，加之短气、身重、大便黏腻、舌胖大等，提示患者痰湿闭阻血脉，其质重浊黏滞，胸中气机不畅，时有胸痛，舌质暗等示兼有瘀血，痰瘀交结，闭阻心脉，故治宜化痰祛瘀通络。方中用杏仁、浙贝母、荷叶宽胸利气，涤胸中痰湿；茯苓、薏苡仁健脾渗湿，寓"脾为生痰之源"之说，且其取三仁汤之法度，理三焦痰湿，利三焦气机；佐以茜草、红花、旋覆花活血化瘀通脉；丹参既能活血通络，又能清解郁热；桂枝既能温通心阳，又可助气化以行血，二者寒热相伍，紧扣病机，散郁热而振心阳，且在此方中，桂枝尚有"病痰饮者当以温药和之"之用；炙甘草调和诸药。二诊时痰浊较前减轻，然瘀血仍在，故予三七粉加强化瘀之力。全方共奏涤痰祛瘀、活血通脉之功。

（三）胸痹（痰湿阻滞，气血失和）

李某，女。1987 年 3 月 8 日初诊。

主诉：间断性胸闷痛数年。

现病史：患者自诉左胸闷痛时作，窜及肩背；胃脘不舒，嗳气纳减；3 年来脐腹疼痛，每天于深夜 2～3 时发作，大便调。脉细，舌质略暗，苔薄白略腻。医院根据心电图提示，诊断为冠心病，胃镜检查为浅表性胃炎。肝功能正常，大便查虫卵阴性。

刻下症：左胸闷痛时作，窜及肩背，胃脘不舒，嗳气纳减，脐腹疼痛，大便调。脉细，舌质略暗，苔薄白略腻。

西医诊断：冠心病。

中医诊断：胸痹（痰湿阻滞，气血失和）。

治法：宣畅气机，理血柔肝。

方药：金铃子散加减。

川楝子 8g，延胡索 10g，浙贝母 10g，干荷梗 8g，杏仁 10g，云茯苓 12g，生薏苡仁 2g，茜草 10g，草红花 10g，旋覆花 10g（包），炙甘草 6g。12 剂，水煎服。

二诊（1987 年 3 月 20 日）：胸痛及胃脘不适均未发生，食欲较前为佳。唯每夜因腹痛而醒，约 1～2 小时后痛止才能入睡。大便调，脉舌同前。用芍药甘草汤合良附丸加减缓急止痛，温中和胃。处方：赤芍 15g，杭白芍 15g，炙甘草 12g，制香附 10g，高良姜 8g，浙贝母 10g，杏仁泥 10g。6 剂，水煎服。

三诊（1987 年 3 月 26 日）：药后腹痛未减。用补中益气汤补益脾气，升阳举陷。处方：炙黄芪 15g，炒白术 8g，升麻 8g，广陈皮 8g，台党参 10g，柴胡 8g，全当归 12g，赤芍、白芍各 10g，枳壳 2g，炙甘草 10g，大枣 7 枚。6 剂，水煎服。

四诊（1987 年 4 月 2 日）：夜间腹痛即止，数日未作。守上方巩固疗效。6 剂，水煎服。

【按语】

胸痛、脘闷、纳减诸症，显系与冠心病、浅表性胃炎有关，用宣畅气机、理血柔肝之法治疗，使病情明显得到缓解。而其脐腹疼痛，虽做有关检查均无阳性结果。二诊时重用芍药甘草汤，以缓急止痛，配合良附丸温中和胃，但效果不显。究其何以不效，是因此证已是脾气虚，并非肝气急、胃中寒所致，尤其病情发作时间恰值丑时，正应脾胃，故投以补中益气汤加味。方中黄芪味甘微温，入脾肺经，补中益气，升阳固表，故为君药。配伍人参、炙甘草、白术，补气健脾为臣药。当归养血和营，助人参、黄芪补气养血；陈皮理气和胃，使诸药补而不滞，共为佐药。少量升麻、柴胡升阳举陷，协助君药以升提下陷之中气，共为佐使。炙甘草调和诸药为使药。诸药合用，既补益中焦脾胃之气，又升提下陷之中气，补中有升，以补为主，调理气机。如此，脾胃升降功能得以恢复，则痛自止，最后再守方用药，继续服 6 剂以巩固疗效。

（四）胸痹心痛（脾肺气虚兼郁热）

杨某，女。1990 年 12 月 19 日初诊。

主诉：阵发性心动过速多年。

现病史：患阵发性心动过速多年，一日数次发作，发病时心率 120 ～ 130 次 / 分，持续 10 ～ 30 分钟不等。胸痛而闷，头晕少气，眠差，面部及下肢轻度浮肿，大便干，4 ～ 5 日一行。尿常规检查阴性，血压 160/110mmHg。

刻下症：胸痛而闷，头晕少气，眠差，面部及下肢轻度浮肿。舌质暗淡，舌苔薄白水滑，右脉弦滑数，左脉濡数。

西医诊断：阵发性心动过速。

中医诊断：胸痹心痛（脾肺气虚兼郁热）。

治法：益气行水，兼清里热。

方药：苓桂术甘汤加减。

防己 10g，川椒目 10g，葶苈子 10g，桂枝 6g，炒白术 8g，生大黄 3g，牡丹皮 12g，云茯苓 15g，炙甘草 6g，朱砂 1g（分冲）。5 剂，水煎服。

二诊（1990 年 12 月 25 日）：药后心悸未作，浮肿已不明显，睡眠转佳，大便调，近日偶有咳嗽、头痛。舌暗，苔薄白，脉弦细。处方：前胡 10g，霜桑叶 10g，防己 10g，桂枝 5g，炒白术 10g，茯苓 15g，生大黄 2g，椒目 10g，葶苈子 8g，炙甘草 6g，琥珀粉 1g（冲服）。5 剂，水煎服。

【按语】

"心动过速"属于心悸范畴，其头晕、心悸、舌苔水滑、舌质淡，正是气虚而水饮上泛之症，又其睡眠差、大便干、舌质暗，则为内有郁热、气机被阻之象。《医源》言："治心病用心药，养其体也，佐以利小便药，通其用也。"《素问·至真要大论》言："谨察阴阳所在而调之，以平为期。"指出治疗疾病的关键在于明确诊断，掌握病机，而后加以调整，使心之"体用"关系恢复到相对平衡的状态。在心病治疗方面，应当"体用"兼顾，虚实同调，故选用仲景苓桂术甘汤与己椒苈黄丸，前者温肺脾之气而行水，后者清热而利水，两方相合，寒温并用，祛邪不伤正，扶正不碍邪，则水饮去而郁热除；用朱砂者，以此药能镇心安神，治疗心悸失眠效果显著；琥珀既能镇摄心神，又能利水，与朱砂合用，更能增强镇静安神之效。

复诊时见咳嗽、头痛是外感的表现，但其病情较轻，故仅以前胡、桑叶轻宣肺气治此标证，仍以前方加减为主以治病本。

（五）心悸（水饮上泛）

李某，女。1972年10月4日初诊。

主诉：心悸，失眠。

现病史：因精神过分紧张，出现心动过速，心率120～130次／分。心慌意乱，自觉心下悸动，睡眠不安，大便偏干。

刻下症：心悸，失眠。舌红，苔水滑，脉滑数。

西医诊断：心动过速。

中医诊断：心悸（水饮上泛）。

治法：化饮降冲逆。

方药：苓桂术甘汤合己椒苈黄丸（汤）。

云茯苓20g，桂枝6g，炒白术10g，炙甘草6g，防己10g，川椒目10g，葶苈子10g，生大黄2g，琥珀粉1g（冲服）。5剂，水煎服。

二诊（1972年10月11日）：患者舌红、脉数均趋于缓和，心率减慢，睡眠可，大便调，但感周身乏力。上方中加黄芪15g，以益其气。3剂，水煎服。

三诊（1972年11月25日）：药后自觉身体胀大，嫌卧床太小，房间亦不能容纳自己，精神慌恐，脉弦略数。方去黄芪，加牡丹皮10g，炒栀子10g。3剂，水煎服。

【按语】

冲脉在身体内分布最广，对人的生命活动至为重要。其上行可至头，下行至足趾，前者散于胸，后者循背里，既可渗诸阳，又能灌诸阴，故可知其作用之强大，因而称为血海，又称五脏六腑之海。邪气侵犯该经，则自觉周身胀大，而又不能明确指出其痛苦的具体部位，所谓"怫然不知其所病"，同时还可能出现如恐惧、失眠、头晕不能行等众多症状。治疗之法，若以"血海"推论，当用行血、凉血之法，但若以其经脉循行推之，则联络于足少阴肾、足阳明胃、足厥阴肝等经脉；再从渗诸阳、灌诸阴分析，则联系当更广。不过，《内经》理论既然以脏腑为中心，因而还应以肝、肾、脾、胃为治疗重点。

水饮上泛，心中悸动，用《金匮要略》化饮降逆之方治疗，本以奏效，其邪去后而感乏力亦为正常现象。此时若不用药而以饮食调养亦当痊愈，但笔者当时缺乏临证经验，见其气虚，便用黄芪补气，以致反益其余邪，充斥经脉，发生"身胀大"等冲脉有余之症。复去补药，加入凉血之品而始得康复。这里可以说明药不对证的危害甚速，说明水饮亦是引起发病的重要因素。因此，在临床治疗时不必拘泥于"冲为血海"，而认为其病必在血分的狭隘想法，更应根据病证的不同，及时调整治疗方向，拓宽诊疗思路，以便对疾病变化有更整体的认知。

（张硕　李良之　田栋　整理）

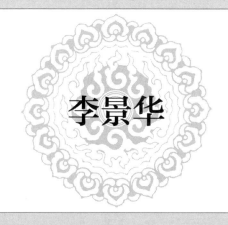

李景华

一、医家简介

李景华（1959—　），男，主任中医师，吉林省松原市中医院名誉院长。幼时受其祖父影响喜爱中医，国家恢复高考后考入白城卫生学校中医班，从事临床工作40余年，在学术上崇尚仲景，在理论上提出了"痰瘀内阻，百病由生"的学术观点，临床主张应用和法治疗疾病，以经方为主，辅以时方诊治内科常见病、多发病和疑难病，尤其善于治疗肝胆脾胃病、心脑血管病。主持吉林省中医药管理局科研项目多项，研制开发20多种中药院内制剂。

二、学术观点

对冠心病的认识，影响较大的医家有张仲景和王清任。冠心病属于中医"真心痛""胸痹""心悸"等范畴。早在《黄帝内经》就有所论述，如《灵枢·五邪》曾经指出："邪在心，则病心痛。"《素问·脏气法时论》亦说："心病者，胸中痛，胁支满，胁下痛，膺背肩甲间痛，两臂内痛。"《灵枢·厥论》曰："真心痛，手足青至节，心痛甚，旦发夕死，夕发旦死"，这就是心肌梗死的典性表现。到了汉代，张仲景在《金匮要略》中正式提出胸痹的名称，有了更完善的理法方药，设有专篇论述，并设有瓜蒌薤白三方、人参汤、茯苓杏仁甘草汤、橘枳姜汤、薏苡附子散、桂枝生姜枳实汤、乌头赤石脂丸等。《圣济总录·胸痹门》指出："胸痛者，胸痹痛之类也……胸膺两乳间刺痛，甚则引背胛，或彻背膂。"到了明代，对胸痹的认识有了进一步提高。例如《症因脉治·胸痛论》指出："歧骨之上作痛，乃为胸痛。"清末王清任创活血化瘀疗法，以血府逐瘀汤为代表的系列方剂就是治疗冠心病的主要方剂。

（一）"阳微阴弦"是冠心病的主要病机

结合胸痹心痛，对冠心病的病因病机进行归纳总结，冠心病的发生与寒邪内侵、饮食不当、情志失调，甚至年老体虚等各种因素均有关系。病机包括虚实两方面，实为寒凝、气滞、血瘀、痰阻，痹隔胸阳，阻滞心脉；虚为五脏亏虚。发病过程中大多先实后虚，亦有先虚后实证出现，但临床表现多虚实夹杂，临证时需加以辨别。寒湿内侵，饮食不当，情志失调，年迈体虚，一种或两种病因并存，把这些分清，就为冠心病的进一步诊断提供了明确的依据。

《内经》有"正气存内，邪不可干""邪之所凑，其气必虚"。《金匮要略·胸痹心痛短气病脉证治》："师曰：夫脉当取太过不及，阳微阴弦，即胸痹而痛。所以然者，责其极虚也。今阳虚知在上焦，所以胸痹、心痛者，以其阴弦故也。"张仲景从"阳微阴弦"论述了冠心病的病机和脉象。"阳虚，知在上焦"即上焦虚，冠心病中应是心中正气虚。"所以胸痹、心痛者，以其阴弦故也"即邪气侵袭于胸，冠心病中应是邪气侵袭于心。"所以然者，则其极虚也"即胸阳不振。"阳微"者左寸脉虚、细、微、代、短等，冠心病心中正气不足；"阴弦"者六脉之一或多脉滑涩等，冠心病中邪气侵袭于心。心中正气不足是本，而不良的代谢产物，如气滞、寒凝、水湿、痰浊、瘀血等是标，阻塞经脉、胸阳不振是本，本虚标实、虚实夹杂而发病是冠心病的主要病机。这样的论述，可以指导我们在临床辨治时充分考虑心中正气与痰浊瘀血等的关系。本着急则治标、缓则治本的原则，分清虚实，针对引起心中正气虚、邪气实之因辨证施治。

（二）胸阳不振是根本，瘀血、痰浊是主要病理产物

《难经·十难》曰："一脉为十变者，何谓也？然：五邪刚柔相逢之意也。假令心脉急甚者，肝邪干心也；心脉微急者，胆邪干小肠也；心脉大甚者，心邪自干心也；心脉微大者，小肠邪自干小肠也；心脉缓甚者，脾邪干心也；心脉微缓者，胃邪干小肠也；心脉涩甚者，肺邪干心也；心脉微涩

者，大肠邪干小肠也；心脉沉甚者，肾邪干心也；心脉微沉者，膀胱邪干小肠也。五脏各有刚柔邪，故令一脉辄变为十也。"《难经集注》详细论述了五脏六腑病变与心病之脉候变化。《难经·六十难》曰："头心之病，有厥痛，有真痛，何谓也？然：手三阳之脉……其五脏气相干，名厥心痛，其痛甚，但在心，手足青者，即名真心痛。其真心痛者，旦发夕死，夕发旦死。"《灵枢·厥病》曰："厥心痛，与背相控，善瘛，如从后触其心，伛偻者，肾心痛也。"《黄帝内经太素》曰："动作痛益甚，色不变，肺心痛也，取之鱼际、太渊。"明确论述厥心痛之肾心痛、胃心痛、脾心痛、肝心痛、肺心痛。由此可知五脏六腑皆可致心病。

临证常见脾虚而子盗母气、肾虚而水火失济、肝血虚而木不生火、肺气虚而心肺两虚、肺金反侮心火等。小肠受病，分清别浊功能受影响，上输心肺之清气减少，化赤为血亦减少，则心失所养；脾胃湿热下注小肠，小肠与心相表里，湿热扰心。大肠、胃受病，浊气上逆冲心。胆受病，相火不得布施于心或布施太过。膀胱受病，气化失司，水气上逆于心。三焦受病，水道不利，水湿凝聚于心。故临证诊疗冠心病要通调五脏六腑。

胸阳不振是根本。胸阳主要有温煦、推动作用。心肺居于胸，皆可影响胸阳功能。心肺受病可致胸阳功能下降，下降日甚则胸阳不振，胸阳不振则气机凝滞。冠心病是因心中正气不足而受邪扰，邪又伤正，虚实夹杂，经年日久，胸阳功能下降引发胸阳不振而成，表现为胸闷、胸痛、呼吸困难等各种胸痹症状。引发胸阳不振有虚实两方面因素，从虚者看主要是心中正气不足，从实者看主要是气滞、寒凝、水湿、痰浊、血瘀等。心中正气不足主要包括心气虚、心血虚、心阴虚、心阳虚、心气血两虚、心阴阳两虚等。引起心中正气不足的原因主要有以下两方面：一是由于先天禀赋不足、饮食不当、过劳、情志失调、起居妄常、久病、年老体衰等；二是气滞、寒凝、水湿、痰浊、血瘀等。

关于心中正气不足的论述比较多，这里主要论述血瘀、痰浊两方面，因瘀血、痰浊是主要病理产物。

瘀血是病理产物，多因外伤或感受外邪、各种出血、情志内伤、久病正虚等，影响气血或血脉的正常功能，使血行不畅，甚则瘀塞不散而形成。气为血之帅，气行则血行，气滞则血瘀，气推动无力亦可致瘀。因而能引起气升降出入功能下降的因素皆可致血瘀，临证主要有气滞血瘀、气虚血瘀、寒凝血瘀、热结血瘀等证型。

气滞血瘀证：工作、生活压力大而情志不遂，或外邪侵袭肝脉，肝失条达，气血运行不畅，日久不解，既可致血虚又可致血瘀，母病及子则瘀血内停而成冠心病。以情绪抑郁或急躁，胸胁胀闷、刺痛、窜痛，舌质紫暗或有瘀斑，脉涩为诊断要点。处方可予血府逐瘀汤、柴胡疏肝散、失笑散、丹参饮等。

气虚血瘀证：先天禀赋不足，年老体弱，劳伤过度，久病不复，长期饮食失调，不良嗜好，情志失调引起心、肝、肺、脾、肾功能损伤而致气虚，渐致瘀血内停，停滞心脉而成冠心病。以面部淡白或晦暗，身倦乏力，少气懒言，活动后气短、胸闷加重，舌淡紫暗或有瘀斑，脉沉涩为辨证要点。处方可予生脉散、理中汤、参附汤等。

寒凝血瘀证：素体阳虚，偏寒体质，过食生冷，感受外寒皆可导致气失温煦，血行凝滞而生瘀血，瘀血阻滞心脉而成冠心病。以面色淡暗或苍白，手足厥冷青至节或出冷汗，畏寒喜热，疼痛如绞如锥如刺，舌青紫，脉弦紧为诊断要点。处方可予乌头赤石脂丸等。

热结血瘀证：伤寒误下表病传里，无形邪热壅聚，或痰热互结，亦或热邪与水饮搏结于心而致冠心病。多表现为胸前痞满，烦热，疼痛，短气，口渴，舌红苔黄腻水滑或燥，脉滑数或沉紧。处方可予黄连泻心汤、大陷胸汤、小陷胸汤等。

痰浊亦是病理产物，多因素体肥胖、素体脾虚、饮食不节、情志不畅、起居妄常、房劳过度等导致水液代谢失常，化浊生痰。水液代谢与肺、脾、肾三脏有关，因而三脏病变皆可引起水液停聚化浊生痰。主要有脾虚生痰证、肺失宣降证、肾虚水犯证等证型。

脾虚生痰证：肥胖，素体脾虚，饮食不节，感受寒凉，脾气脾阳虚，脾失健运，水湿运化失常，化浊生痰，子盗母气，心气心阳亦虚，痰浊停聚于心而成冠心病。以胸闷痞塞、劳则加重、痰多、腹胀、大便稀、舌淡胖大、脉缓滑为辨证要点。处方可予六君子汤、理中汤等。

肺失宣降证：肺感外邪或久病虚损，肺之宣发肃降失调则水液代谢失常，聚而化浊生痰。闭阻心阳而成冠心病。可致短气、咳逆喘息不得卧、尿少水肿。处方可予茯苓杏仁甘草汤、小青龙汤、瓜蒌薤白半夏汤等。

肾虚水犯证：若肾阳虚损，肾司开阖功能失常，水邪泛滥，水饮凌心射肺，化浊生痰，阻滞心脉而成冠心病。可出现咳喘、肢肿、心悸等症。处方可予真武汤、济生肾气丸等。

三、临床特色

（一）阳气是关键，理气活血化瘀和化痰祛浊贯穿始终

《素问·痹论》言："心痹者，脉不通，烦则心下鼓，暴上气而喘。"一旦心气不足或者心气郁结，则脉中血行不畅，循行不畅，气滞则血瘀，气结则血凝，瘀血阻在心下则发心痛。故冠心病之本虚指气虚、阴虚、阳虚、肾虚，标实指血瘀、痰浊、气滞。故阳气是关键，理气活血化瘀和化痰祛浊基本贯穿于冠心病整个治疗过程。

冠心病多由心脏阴阳气血不足及寒凝、热结、痰阻、气滞、血瘀等因素引起，本病的主要特征是胸部憋闷疼痛，甚则胸痛彻背、短气喘息、不得安卧，其病位主要在心，但与脾肾也有一定关系。

一般来说，本病总属本虚标实之证，辨证首先当掌握虚实，分清标本。标实应区别阴寒、痰浊、血瘀的不同，本虚又应区别阴阳气血亏虚的不同。本病的治疗原则应先治其标，后顾其本；先从祛邪入手，然后再予扶正；必要时可根据虚实标本的主次，兼顾同治。祛邪治标常以活血化瘀、辛温通阳、泄浊化痰为主，扶正固本常用温阳补气、益气养阴、滋阴益肾为法。

（二）创立一系列院内制剂

李景华教授在几十年的临床实践中不断总结，注重临床实践与科研相结合，形成了自己的协定处方，并在此基础上申报了院内制剂，目前冠心通络胶囊、血瘀疏通胶囊等已经得到吉林省药品监督管理局的批准，成为松原市中医院的院内制剂。

（三）临床宜忌不能忘

1.宜心情平淡，忌暴喜暴怒

情绪的变化对冠心病患者影响较大，因此要有一个稳定的情绪，良好的心态，遇事不急不躁，实践证明暴怒暴喜都对心有很大伤害。喜则气缓，势必造成心气耗散；怒则伤肝，可以扰乱神明，而使心无所主。

2.宜饮食清淡，忌膏粱厚味

冠心病患者饮食宜清淡，不能过食膏粱厚味，如果过食膏粱厚味，就会生痰化火，痹阻心脉而成本病。因此提倡清淡饮食，避免痰浊内生，也是防止痰浊、瘀血阻滞心脉的一个方法。

3.宜起居有度，忌骤感寒凉

冠心病患者，一定要做到起居有节。如果到户外锻炼，也应该和自然界相适应，与太阳的起落规律同步，春夏要早起，冬季要晚起，中医叫"必待日光"。《素问·举痛论》曰："寒气入经而稽迟，泣而不行，客于脉外则血少，客于脉中则气不通，故卒然而痛。"寒主收引，容易闭阻经脉，也是冠心病发病的一大诱因。

4.宜劳逸结合，忌熬夜过劳

冠心病患者，要根据疾病的程度和患者身体状态适当进行运动，必要的运动可以改善心肺功能，但不能过极，要适可而止。另外长期熬夜，对冠心病的发生和发展影响也很大，中医讲"劳则气耗"，最容易造成心气的耗散，使心成为容邪的致虚之处而发病。而结果导致"邪之所凑，其气必虚"，至虚之处，就是发病之所。

5. 宜戒烟限酒，忌生活无度

烟酒是一个临床绕不开的问题，冠心病患者是用点好，还是不用好？李景华教授的观点是烟对心脏肯定没有好处，可以引起血管的痉挛；而酒是可以少用的，从汉代张仲景的瓜蒌薤白白酒汤，到《药性歌括四百味》中的"酒通血脉，消愁遣性，少则怡神，多则殒命"来看，还是有一定好处的。不过一定要控制量，要少用一点，睡前服可以改善血液运行，但是血压高者就不适宜了。

（四）重点方药介绍

五脏六腑皆可致心病，临证诊疗应师于古而不泥于古，见瘀而不治瘀，见心病而不治心病，同病异治，异病同治，意存而药不显。临证常见心血瘀阻、痰浊壅塞、心阴不足、心阳不振、水气凌心等证型，现着重论述以下三个典型证型。

1. 心血瘀阻证

症状：胸部刺痛，固定不移，入夜更甚，心悸不宁，舌质紫暗，脉沉涩。

治法：活血化瘀，通络止痛。

方药：血府逐瘀汤加减。柴胡、当归、赤芍、川芎、桃仁、红花、枳壳、牛膝、桔梗、生地黄、延胡索、郁金、炙甘草。

《灵枢·厥论》说："真心痛，手足青至节，心痛甚，旦发夕死，夕发旦死。"这种真心痛讲的就是冠心病的重症。久病气郁日久，瘀血内停，络脉不通，故见胸部刺痛。血脉凝滞，故痛处固定不移。血属阴，夜亦属阴，故入夜痛甚。瘀血阻塞，心失所养，故心悸不宁。舌质紫暗，脉象沉涩，均为瘀血内停之候。方中赤芍、川芎、桃仁、红花活血祛瘀，配合当归、生地黄养血活血使瘀血去而不伤血；柴胡、枳壳疏肝理气，使气行则血行；牛膝破瘀通经，引瘀血下行；桔梗入肺经，载药上行，使药力发挥于胸腹；甘草缓急，通百脉以调和诸药。

从另一个意义上来讲，血府逐瘀汤是由桃红四物物之生地黄易熟地黄、赤芍易白芍，合四逆散之枳壳易枳实而成的。因瘀阻于胸，阻碍肝之疏泄，且疏畅肝气有利于祛瘀，故配四逆散。方中牛膝能祛瘀血，通经脉，并有引瘀血下行的作用；桔梗与枳壳相配，一升一降，行气宽胸，有使气行血畅之功；郁金、延胡索活血理气止痛。全方的配伍特点是既行血分之瘀滞，又解气分之郁结，活血而不耗血，祛瘀又能生新。合而用之，使瘀去气行，则症可愈。若瘀血轻者，则可改用丹参饮为治。方中丹参活血化瘀，能治血瘀作痛；檀香温中理气，兼治心腹诸痛；砂仁温胃畅中，能疏散胸中郁闷。三药相伍，能活血化瘀，理气止痛。

2. 痰浊壅塞证

症状：胸闷如窒而痛，或痛引肩背，气短喘促，肢体沉重，形体肥胖，痰多，苔浊腻，脉滑。

治法：通阳泄浊，化痰开结。

方药：瓜蒌薤白半夏汤加味。瓜蒌、薤白、半夏、干姜、陈皮、枳实。

痰浊盘踞，胸阳不振，故胸闷如窒而痛。痰浊阻滞脉络，故痛引肩背。气机闭阻不畅，故见气短喘促。脾主四肢，痰浊困脾，脾气不运，故肢体沉重，形体肥胖，痰多。苔浊腻，脉滑，均为痰浊壅阻之征。早在《灵枢·五味》已有了"心病宜食薤"的记载。汉代张仲景在《金匮要略》中正式提出胸痹的名称，并且进行了专门的论述。如《金匮要略·胸痹心痛短气病脉证治》说："胸痹，不得卧，心痛彻背者，瓜蒌薤白半夏汤主之。"方中瓜蒌开胸中痰结，半夏化痰降逆，薤白辛温通阳、化痰下气；本方如再加入干姜、陈皮等以通阳化痰、温中理气，则效果更佳。临证时，痰浊与瘀血往往同时出现，因此，通阳化痰和活血化瘀亦经常并用。

3. 水饮凌心证

症状：胸脘痞满疼痛，心悸，眩晕，形寒肢冷，小便短少，或下肢浮肿，渴不欲饮，恶心吐涎，舌苔白滑，脉弦滑。

治法：振奋心阳，化气行水。

方药：真武汤合苓桂术甘汤加减。茯苓、白术、附子、白芍、生姜、桂枝、甘草。

水为阴邪，赖阳气化之，今阳虚不能化水，水邪内停，上凌于心，故见心悸。阳气不能达于四肢，不能充于肌表，故形寒肢冷。饮阻于中，清阳不升，则见眩晕。气机不利，故胸脘痞满。若气化不利，水液内停，则渴不欲饮，小便短少或下肢浮肿。饮邪上逆，则恶心吐涎。舌苔白滑，脉弦滑，亦为水饮内停之象。现肾阳虚衰不能制水，水气凌心，症见心悸喘咳，不能平卧，小便不利。浮肿较甚者，宜用真武汤加减，以温阳化水。正如离照当空，则阴霾自散。真武汤出自《伤寒论》，曰："太阳病发汗，汗出不解，其人仍发热，心下悸，头眩，身眴动，振振欲擗地者，真武汤主之"。又曰："少阴病，二三日不已，至四五日，腹痛，小便不利，四肢沉重疼痛，自下利者，此为有水气，其人或咳，或小便利，或下利，或呕者，真武汤主之。"此方即温阳利水之剂，为肾阳衰微，水气内停而设。本方以附子壮元阳为君，使水有所主；白术健土气为臣，使水有所制；生姜温散水饮，合附子为主水中有宣散水气之功能；茯苓健脾利水，合白术为制水中有行水的疗效；芍药有敛阴和营的作用，可制附子刚燥伤阴之弊；茯苓淡渗利水；桂枝、甘草通阳化气；白术健脾祛湿。

四、验案精选

（一）胸痹（心脾阳虚，心脉瘀阻）

张某，女，55 岁。2019 年 11 月 29 日初诊。

主诉：心前区疼痛伴气短加重 11 天。

现病史：患者于 10 年前偶有腹满不适，腹痛，时亦腹泻。服用西药自行缓解，间断发作。近 5 年来腹痛喜按，四肢不温，倦怠少气，胸闷。医院诊断为慢性结肠炎，自服诺氟沙星胶囊、庆大霉素颗粒、结肠炎丸、补脾益肠丸等药治疗，效果不显。且时常短气、胸闷，口服银杏叶片、复方丹参片等。近 1 年来胸闷加重，偶有胸痛。近 11 天心前区疼痛加重伴气短，自服西药不缓解而就诊。心电图示心肌缺血，心脏彩超、心肌坏死标志物检查无异常。

刻下症：心前区疼痛隐隐，甚则胸痛彻背，喜暖，劳则加重，气短，倦怠，腹痛，大便稀，小便可，平素贪凉喜饮，饮食不节。舌淡暗有瘀斑，苔白，脉沉弦。

西医诊断：冠心病。

中医诊断：胸痹（心脾阳虚，心脉瘀阻）。

治法：温阳化瘀，通络止痛。

方药：理中汤合丹参饮加减。丹参20g，檀香5g（后下），砂仁10g，人参10g，白术15g，干姜7.5g，炙甘草15g。7剂，加水600mL，水煎两次，合成200mL，分成两次，早晚各一次温服。嘱清淡饮食，按时休息，防寒保暖。

二诊（2019年12月6日）：胸痛彻背仅在服药第1天发作一次，心前区隐痛明显减轻，活动后偶发作，眠差易醒，汗出，腹痛已缓，大便不调，舌淡有瘀斑，苔白，脉沉。仍予上方，加酸枣仁20g，7剂继服。

三诊（2019年12月16日）：偶有心前区隐痛，活动后偶轻微发作。体力增强，仍有乏力，睡眠改善，偶微汗出。舌淡，瘀斑减少，苔白，脉缓。心电图示S-T段稍低。上方酸枣仁改为10g，7剂继服。

后守上方加减变化治疗两月余，诸症皆除，心电图正常。

【按语】

《伤寒论·辨太阴病脉证并治》曰："自利不渴者，属太阴，以其脏有寒故也，当温之，宜服四逆辈。"《伤寒论·辨霍乱病脉证并治》中，太阴病以吐、利、腹痛、腹满为特征，属太阴脾虚寒证。理中丸由人参、白术、干姜、炙甘草组成，当属四逆辈。理中汤的加减法中，本有腹满，去白术加附子一枚，寒者加干姜，足证其当属四逆辈。《金匮要略·胸痹心痛短气病脉证治》曰："胸痹，心中痞气，气结在胸，胸满，胁下逆抢心，枳实薤白桂枝汤主之，人参汤亦主之。"人参汤即理中汤。饮食不节，经年日久，损伤脾阳，脾阳受损则喜暖畏寒，寒凝则腹痛；脾阳不足则水湿运化停滞，蓄积肠道而腹泻；脾阳虚损，子盗母气则心阳亦虚，故寒凝血瘀，瘀阻心脉；水湿停聚，化浊生痰亦阻滞心脉。痰瘀互阻于心，损伤胸阳，日久致胸阳不振而发本病。出现心前区隐隐作痛，甚则胸痛彻背，劳则加重。治病必求于本，此病本虚有二：脾阳虚是其一，心阳虚是其二。故治以健脾复阳为主，顾护心阳为次，合以活血祛痰为其治。

此病例着眼点在于患者因饮食不节，致脾阳受损，损及心阳渐至胸阳不振而发病。正合"久病必虚，久病必瘀"之意。"急则治标，缓则治本"，予以丹参饮治标，理中汤治本。方中重用丹参活血祛瘀治其标，兼以养血，且可防诸药伤血以顾其本；檀香、砂仁芳香化湿以祛痰浊，行气以助活血，且可温中以复脾阳；干姜温运中焦，人参补气固元，二药合用振奋心脾阳气；白术健脾燥湿复脾运，以治其本；炙甘草配人参既补脾气，又养心气。全方合用，气血双补，既顾病之本，又助活血祛痰治病之标；既治脾虚致病之因，又治痰浊、瘀血之病理产物；使痰浊、瘀血去，阳复，胸阳得振而病愈。此方加减变化可用于本证型冠心病各阶段的治疗。

本方加减变化：阳气虚损较重，畏寒明显，舌淡苔白，脉沉细，加附子、桂枝；痰湿较重，心悸、胸闷难舒，舌淡苔白腻，脉沉滑，加茯苓、杏仁；瘀血重，胸前刺痛，舌淡暗，脉细涩，加延胡索；兼有食积，腹胀不舒，舌淡苔腻，脉滑，加刘寄奴、莪术、生山楂；兼有气郁，怒则加重，舌暗，脉弦，加紫苏梗、香附、郁金；兼有血虚，舌淡苔白，脉细弱，眠差易醒，加酸枣仁等。

（黄伟峰　张柱　崔春光　整理）

（二）胸痹（气滞痰结，胸阳不振）

陈某，女，40岁，长岭县流水镇人。2019年10月14日初诊。

主诉：胸膈满闷胀痛，痛及两胁，伴气短7天。

现病史：该患性格内向，生活不如意，不喜与人交流，渐生烦躁，月经不调，几经诊疗不得痊愈，于3年前查出子宫肌瘤，乳腺结节，甲状腺结节，经保守治疗，疗效不佳，情绪愈差，自述生活无望。近一年出现胸闷，偶有胀痛，近 7 日加重，口服复方丹参片等药，效果不显就诊，心电图示 S-T 段下移，心肌缺血。血常规：血红蛋白 79g/L，贫血。

刻下症：体瘦，表情淡漠，心绪不宁，胸膈满闷如负重物，胀痛痛及两胁，伴气短，每于生气后加重，手足厥冷，恶心呕吐，腹胀难舒，不易入睡，梦多，月经量小，色淡有血块且黏，大便不调，小便可，舌暗苔白腻，脉弦滑。

西医诊断：冠心病。

中医诊断：胸痹（气滞痰结，胸阳不振）。

治法：疏肝解郁，祛痰散结，振奋胸阳。

方药：四逆散合半夏厚朴汤加减。柴胡 15g，半夏 10g，厚朴 15g，茯苓 15g，紫苏梗 15g，枳壳 15g，白芍 15g，炙甘草 10g，丹参 20g，檀香 5g，砂仁 5g。7 剂，加水 600mL，水煎两次，合成 200mL，分成两次，早晚各一次温服。

嘱忌食辛辣、寒凉、油腻之品，调畅情志，按时休息。

二诊（2019 年 10 月 21 日）：情绪稳定，胸膈满闷、胀痛痛及两胁缓解，偶有气短，手足厥冷亦缓，睡眠改善，梦亦减少，大便不调，小便可，舌暗苔白厚，脉弦滑。效不更方，上方加白术 20g，健脾燥湿，合茯苓祛湿化痰以复脾运。7 剂继服。

三诊（2019 年 10 月 28 日）：情绪舒畅，胸膈满闷明显缓解，疲劳，偶有气短，手足已温，睡眠时间短，易醒，大便成形，小便可，舌淡暗苔白，脉沉弦滑。上方去白术、丹参、砂仁、檀香，加酸枣仁 30g，玫瑰花 15g，7 剂水煎服。

又守上方加减治疗一个半月，诸症皆除，心电图示 S-T 段已恢复正常，血常规：血红蛋白 110g/L，贫血改善。后处方以逍遥散 7 剂加减治疗收功。肝气不舒日久必有肝血不足，脾气虚。逍遥散主要功效为舒肝养血、健脾和中，主要用于肝郁脾虚证。方中柴胡疏肝解郁，当归、白芍养血柔肝，白术、茯苓、甘草健脾运脾，薄荷助柴胡散肝郁，生姜温胃和中。诸药合用健脾养肝，气血兼顾，故脾复健运，肝复疏泄，气机顺畅，情志得治。该患病因得除，远期疗效可期。

【按语】

性格内向之人，情志易受影响，渐致肝气不舒，疏泄失常，气机郁滞，日久肝血虚，肝血虚则肝主疏泄功能愈低，母病及子，心血亦虚；肝失疏泄，助脾运化功能失常，渐至脾虚，脾乃后天之本、气血生化之源，脾虚气血生化不足则气血亏虚，子病及母则心气心血亦虚；脾运失常则水湿停聚化浊生痰；心气虚则痰湿易停滞心中。气虚血瘀，气滞血瘀，痰瘀互阻心脉，胸阳不振而发冠心病。

八味解郁汤乃黄煌教授临证常用经验方，由半夏厚朴汤和四逆散合方组成，用来治疗抑郁症或者具有抑郁倾向的患者。这类患者多身材中等或偏瘦，面色偏黄而少光泽，性格内向，情绪不宁，比较敏感，易恶心呕吐，胸闷不舒，手足常冷，咽喉有异物感，腹胀腹痛，大便不调，眠差，头痛或身痛而无定处。该患病位在心，病因情志而起，因郁致瘀。方中半夏辛温入肺胃，化痰散结，降逆和胃；厚朴苦辛性温，下气除满，助半夏散结降逆；茯苓甘淡渗湿健脾，助半夏化痰，以绝生痰之源；紫苏梗行气，理肺疏肝，助厚朴行气宽胸、宣通郁结之气；柴胡入肝胆经，升发阳气，疏肝解郁，行气以助活血祛瘀、行水祛痰；白芍敛阴养血柔肝，活血利小便，配茯苓祛湿健脾，与柴胡合用，以补养肝血，条达肝气，使气行瘀去，且可使柴胡升散而无耗伤阴血之弊；佐以枳壳理气解郁，泄热散结，与白芍相配，又能理气和血，使气血调和；炙甘草配茯苓益脾和中，养心脾以顾本，亦可调和诸药。全方既顾护心中正气，祛痰浊瘀血之邪气，又疏肝解郁以治其因。

另用此方可使肝气舒，肝助脾运，脾运得健，气血生化之源可复，心得所养，正气复，肝得所养，疏泄功能恢复，则病因去，标本得治，胸阳振奋，此病渐治而愈。

本方加减变化：抑郁较重，情志难舒，舌暗，脉弦，胸胁胀痛不止，加香附、郁金；痰湿较重，舌苔白厚腻，脉滑，胸闷难舒，加石菖蒲；瘀血重，舌青或有瘀斑，脉涩，胸中刺痛，加苏木；气虚较重，舌淡苔白，脉弱，胸闷、气短，动则加重，加人参；血虚重，面色萎黄，舌淡，脉细弱，胸闷、心悸，眠差，加酸枣仁等。

（黄伟峰　张柱　崔春光　整理）

（三）胸痹（水饮凌心）

黄某，男，69岁，扶余县万发镇人。2020年5月28日就诊。

主诉：胸闷胸痛，伴心悸、眩晕加重3日。

现病史：眩晕、耳鸣30余年，发则呕吐清水，经西医对症治疗可愈，遇凉或饮食不节时常发病。西医诊断为内耳眩晕症。近10年发则伴心悸，心电图示窦性心动过速。近3年来发则伴心悸、胸闷。近1年偶有胸闷胸痛、心悸，口服硝酸甘油可缓解。于3日前胸闷胸痛，伴心悸、眩晕，检查：血压135/75mmHg，心电图示心肌缺血，脑CT无异常改变，其他生化检查无异常，诊断为冠心病。经治疗效果不显而就诊。

刻下症：胸闷痛难舒，伴心悸，眩晕，不得转侧，畏寒肢冷，渴不欲饮，饮入即吐，下肢轻度浮肿，大便稀，小便可，舌淡胖，苔白滑，脉弦滑。

西医诊断：冠心病。

中医诊断：胸痹（水饮凌心）。

治法：振奋心阳，化气行水。

方药：五苓散合苓桂术甘汤加减。茯苓30g，白术20g，附子7.5g，白芍10g，生姜10g，桂枝15g，甘草10g。7剂，加水600mL，水煎两次，合成200mL，多次频服，吐止后，日1剂，早晚各一次温服。嘱忌食辛辣、寒凉、油腻，按时休息。

二诊（2020年6月7日）：胸闷痛明显缓解，眩晕止，偶有心悸，自觉已不畏寒，口不渴，时有恶心，下肢浮肿明显减轻，大便偏稀，小便多，舌淡胖苔白，脉沉滑。效不更方，上方加姜半夏10g，7剂继服。

三诊（2020年6月15日）：偶有胸闷、心悸，口不渴，恶心止，下肢水肿消失，大便偏稀，小便可，舌淡胖苔白，脉缓滑。上方去半夏、白术，加炒白术15g，7剂继服。

守上方加减治疗1个月，诸症皆除，心电图正常。后以济生肾气丸加减治疗7天收功。济生肾气丸中熟地黄、山茱萸、山药、牛膝共养肺、脾、肾；茯苓、泽泻、牡丹皮共用防补而留邪；肉桂、附子阴中求阳，温补肾气；牛膝、车前子给邪以出路，使水归其道。久病及肾，水湿泛滥日久必损于阴，又脾肾阳虚日久必至肾阳愈虚，需补肾温阳、化气治水方可除其根。济生肾气丸既可补肾温阳化水气，又可引水归其源、行其道。

【按语】

水之制在脾，水之主在肾，脾阳虚，水失所运则易化浊生痰，肾阳虚水失所主而易泛滥。脾阳虚日久，子盗母气则心阳不足。心肾阳虚，水湿泛滥，上凌于心，故见心悸；湿浊痰饮停聚于心，闭阻心脉，胸阳不振而胸闷胸痛；脾肾阳虚，水湿停聚四肢，故形寒肢冷，四肢沉重或浮肿，饮阻于中，清阳不升，则见眩晕；气化不利，水液内停，则渴不欲饮，小便短少；饮邪上逆，则恶心吐涎。如肾阳虚衰不能主水，水气凌心，症见心悸喘咳，不能平卧，小便不利，浮肿较甚者，宜用真武汤加减，以温阳化水。正如离照当空，则阴霾自散。真武汤出自《伤寒论》，"太阳病，发汗，汗出不解，其人仍发热，心下悸，头眩，身瞤动，振振欲擗地者，属真武汤"。又曰："少阴病，二三日不已，至四五日，腹痛，小便不利，四肢沉重疼痛，自下利者，此为有水气，其人或咳，或小便利，或下利，或呕者，真武汤主之。"此方即温阳利水之剂，为肾阳衰微、水气内停而设。清代名医叶天士在《温热论》论述湿热病治疗原则中提出"通阳不在温，而在利小便"，真武汤既温助肾阳又利小便，故小便利，阳气通则胸阳振。

该患30多年前发眩晕、耳鸣，脾肾阳虚，诊疗不当，经年日久损及心阳，心成留邪之所，阳虚水邪停滞，化浊生痰，痰浊阻滞，血行不畅而成瘀血，痰瘀互阻，闭阻心脉，胸阳不振而发冠心病。本方以附子壮元阳为君，使水有所主；白术建土气为臣，使水有所制；生姜温散水饮，合附子为主水中有宣散水气之功能；茯苓健脾利水，合白术为制水中有行水之功效，且复脾运，脾运复，水湿去，痰自消；芍药有敛阴和营、活血利尿的作用，可抑制附子刚燥伤阴之弊。桂枝既补心阳治冠心病之本，又降上逆之水气止心悸而治冠心病之标。桂枝、甘草辛甘化阳，芍药、甘草酸甘化阴，以顾久病损伤之阴阳。全方共用，水湿利，痰浊化，瘀血去，心脉通，胸阳振，冠心病自愈。

真武汤加减变化：气虚劳则加重、气短，加红景天；阴虚口干、舌红少苔伴水肿，加楮实子；耳鸣堵闷不适，加石菖蒲；头重如裹加土茯苓；眠差易醒加合欢皮等。

（黄伟峰　张柱　崔春光　整理）

（四）胸痹（心血瘀阻）

王某，女，55岁，工人。2020年3月13日初诊。

主诉：心前区阵发性疼痛1年余。

现病史：患者于1年前心情不遂后出现心前区疼痛加重，发作频繁，未曾入院进行系统性治疗，曾自行口服丹参片等药物，病情时好时坏，平素情绪不畅，急躁易怒。今为求中医药系统治疗，在家人陪同下来诊。

刻下症：心前区阵发性疼痛，胸闷，心烦，口苦，身重乏力，睡眠差，小便正常，大便干。血压130/85mmHg，神清语明，心肺听诊无异常，舌质紫暗，舌苔白，脉沉涩。心电图示下壁心肌缺血。

既往史：冠心病病史。

过敏史：无。

西医诊断：冠心病。

中医诊断：胸痹（心血瘀阻）。

治法：活血化瘀，通络止痛。

方药：血府逐瘀汤加减。处方：柴胡15g，生地黄20g，当归15g，赤芍15g，川芎7.5g，红花7.5g，桃仁10g，枳壳15g，牛膝15g，炙甘草10g，大黄5g。7剂，水煎，日两次分服。嘱调畅情志，清淡饮食，劳逸结合。

二诊（2020年3月20日）：心前区疼痛次数较前减少，胸闷减轻，心烦、口苦减轻，仍乏力，少寐，小便正常，大便偏干。血压130/80mmHg，心肺听诊无异常，舌质暗，舌苔白，脉沉涩。前方加人参10g，7剂，水煎，日两次分服。

三诊（2020年3月27日）：偶有心前区疼痛，心烦、口苦等症状均好转，情绪稳定，睡眠正常，仍时有乏力、胸闷，二便正常。方药：柴胡15g，生地黄20g，当归15g，赤芍15g，川芎7.5g，红花7.5g，桃仁10g，枳壳15g，牛膝15g，炙甘草10g，大黄5g，紫苏梗15g。7剂，水煎，日两次分服。

四诊（2020年4月27日）：心前区疼痛已明显好转，正常生活活动无加重，情绪较前好转，精神状态良好，饮食、睡眠正常，血压平稳，二便正常。

【按语】

该患为中年女性，1年前因情志不遂后出现心前区疼痛加重，未系统治疗而至病情迁延不愈，今为求中医药系统治疗就诊。既往史：冠心病病史。来诊时心前区阵发性疼痛，胸闷，心烦，口苦，身重乏力，睡眠差，小便正常，大便干。舌质紫暗，舌苔白，脉沉涩。综上所述，患者胸痹诊断明确，为心血瘀阻性胸痹，西医诊断为冠心病。该患平素情志不遂，急躁易怒，肝胆气机郁滞，血行不畅，心脉痹阻而发胸痹。胸痹日久不愈，气血脉络痹阻，则心胸疼痛；素易忧郁恼怒，气机郁结于胸，则胸闷；气郁化火，耗伤阴血，火扰心神，则心烦、口苦、少寐；气机失于宣通则身重乏力；气郁不解，内传胃肠，肠胃郁热，则大便干。舌质紫暗，舌苔白，脉沉涩均为气机郁滞、血行不畅、脉络瘀阻之象。本病病位在心，治以活血化瘀，通络止痛。血府逐瘀汤是治疗心血瘀阻型胸痹的经典方，传统的疏肝理气、活血化瘀、通络止痛方。血府逐瘀汤出自清代著名医家王清任的《医林改错》，王氏在书中说："血府即人胸下膈膜一片，其薄如纸，最为坚实，前长与心口凹出齐，从两胁至腰上，顺长如坡，前高后低，低处如池，池中存血，即精汁所化，名曰血府。"并指出"胸中血府"极易产生瘀血，出现"胸中血府血瘀"之证，治宜活血化瘀，通络止痛。本方具有活血化瘀、通络止痛、疏肝理气的功效。以胸痛，痛有定处，舌质紫暗，脉涩为辨证要点。故本例选用血府逐瘀汤加减治疗。方中赤芍、川芎、桃仁、红花活血祛瘀，配合当归、生地黄养血活血，使瘀血去而不伤血；柴胡、枳壳疏肝理气，使气行则血行；牛膝破瘀通经，引瘀血下行；甘草缓急，通百脉以调和诸药。诸药合用，使血活瘀化气行，则诸症可愈。二诊加人参益气行血。三诊时加紫苏梗理气开郁。

李景华教授经常对跟诊学生说："病为本，工为标，标本相得，邪气乃服。"告诫我们在临床上，要与患者多交流，注意问诊过程中的语言表达方式，时刻关注患者的情志变化。患者是医患关系的主体，只有建立了良好的医患关系，得到患者的信任与配合，我们的治疗方案才能得以顺利实施，患者才能得到有效的治疗。情绪的变化对冠心病患者影响较大，暴怒暴喜都会对心有很大伤害。因此要有一个稳定的情绪，良好的心态，遇事不急不躁，喜则气缓，势必造成心气耗散；怒则伤肝，可以扰乱神明，而使心无所主。

而对本例患者的治疗，李景华教授首诊即嘱家属平日注意与患者的交流方式，多些包容与理解，适当增加户外活动，多听些舒缓的音乐或观看所喜欢的电视节目，以逐渐消除急躁易怒的负面情绪。在治疗用方上，李景华教授强调"抓主症、识病机"。因本病主要病机是心血瘀阻、气机郁滞，主症为胸痛、舌质紫暗、脉沉涩，故用血府逐瘀汤加减治疗，活血化瘀，疏肝理气，通络止痛，故能收到预期效果。

以高尚情操，行仁爱之术。我们每天跟诊于李景华教授，聆听教诲，德术兼修，吾之福也。

（黄伟峰　张柱　崔春光　整理）

（五）胸痹（痰浊壅塞）

王某，女，35岁，公务员。2020年2月7日初诊。

主诉：心前区阵发性疼痛1年余。

现病史：患者于1年前无明显诱因出现心前区疼痛，近段时间发作较之前频繁，未曾入院进行系统性治疗，曾自行口服丹参滴丸、银杏叶片等药物，病情控制不稳定，平素喜吃甜食，运动量少。今为求中医药系统治疗来诊。

刻下症：心前区阵发性疼痛，胸闷气短，肢体沉重，口黏，时有白痰，睡眠尚可，小便正常，大便黏腻。血压 135/85mmHg，心肺听诊无异常，舌质暗，舌苔白腻，脉沉滑。心电图示下壁心肌缺血。

既往史：冠心病病史。

过敏史：无。

中医诊断：胸痹（痰浊壅塞）。

西医诊断：冠心病。

治法：通阳泄浊，化痰开结。

方药：枳实薤白桂枝汤加减。枳实 15g，薤白 10g，桂枝 15g，瓜蒌 15g，厚朴 15g，半夏 10g，丹参 20g，檀香 5g，砂仁 10g。7 剂，水煎，日两次分服。嘱清淡饮食，适当增加户外活动。

二诊（2020 年 2 月 14 日）：心前区疼痛次数较前减少，胸闷减轻，仍肢体沉重，口黏，痰多，大便黏腻。血压 130/85mmHg，心肺听诊无异常，舌质暗，舌苔白腻，脉沉滑。加紫苏梗 15g，橘叶 15g。7 剂，水煎，日两次分服。

三诊（2020 年 2 月 21 日）：偶有心前区疼痛，胸闷，痰多明显好转，肢体沉重较前减轻，睡眠稍差，二便尚可。血压 130/85mmHg，心肺听诊无异常，舌质暗，舌苔白腻，脉沉稍滑。加酸枣仁 30g，7 剂，水煎，日两次分服。

四诊（2020 年 3 月 21 日）：心前区疼痛再未发作，偶有胸闷，饮食、睡眠正常，血压平稳，二便正常。

【按语】

该患为青年女性，出现心前区疼痛 1 年余，未系统治疗而至病情迁延不愈，今为求中医药系统治疗而就诊。既往史：冠心病病史。来诊时心前区阵发性疼痛，胸闷气短，肢体沉重，口黏，时有白痰，睡眠尚可，小便正常，大便黏腻。血压 135/85mmHg，心肺听诊无异常，舌质暗，舌苔白腻，脉沉滑。综上所述，患者胸痹诊断明确，为痰浊壅塞性胸痹，西医诊断：冠心病。该患平素喜吃甜食，运动量少，致使痰浊盘踞，胸阳失展，故胸闷如窒而痛。阻滞脉络，故痛引肩背。气机闭阻不畅，故见气短喘促。脾主四肢，痰浊困脾，脾气不运，故肢体沉重，口黏，痰多，苔腻，脉滑，均为痰浊壅阻之征。本病病位在心，治以通阳泄浊，化痰开结。方用枳实薤白桂枝汤加减。本患痰浊与血瘀并见，因此，通阳化痰和活血化瘀亦宜用，《金匮要略·胸痹心痛短气病脉证治》曰："师曰：夫脉当取太过不及，阳微阴弦，即胸痹而痛，所以然者，责其极虚也。今阳虚知在上焦，所以胸痹、心痛者，以其阴弦故也。"张仲景从阳微阴弦论述了冠心病的病机和脉象，胸中阳气不足是本，痰浊、瘀血是标。通过这样的论述，指导我们在临床辨治时要充分考虑阳气与痰浊瘀血的关系。

《金匮要略·胸痹心痛短气病脉证治》云："胸痹，心中痞气，气结在胸，胸满，胁下逆抢心，枳实薤白桂枝汤主之，人参汤亦主之。"枳实薤白桂枝汤为治疗痰浊壅塞型胸痹的常用方。以胸闷如窒而痛，或痛引肩背，气短喘促，肢体沉重，苔白腻，脉沉弦或沉滑为辨证要点。故本例选用枳实薤白桂枝汤加减治疗。本方由枳实、薤白、桂枝、厚朴、瓜蒌组成。方中瓜蒌味甘性寒入肺，涤痰散结，开胸通痹；薤白辛温，通阳散结，化痰散寒，能散胸中凝滞之阴寒，化上焦结聚之痰浊，宣胸中阳气以宽胸，乃治疗胸痹之要药，共为君药。枳实下气破结，消痞除满；厚朴燥湿化痰，下气除满。二者同用，共助君药宽胸散结，下气除满，通阳化痰，均为臣药。佐以桂枝通阳散寒，降逆平冲。诸药配伍，使胸阳振，痰浊降，阴寒消，气机畅，则胸痹而气逆上冲诸症可除。因痰浊阻滞导致气机瘀滞，血液闭阻，本方合《时方歌括》的丹参饮，以取活血祛瘀、行气止痛之功效。诸药合用，使痰浊得化，气郁得行，则诸症可愈。二诊加紫苏梗、橘叶疏通气机，增强行气化痰、气行血行的作用。三诊时加酸枣仁养血宁心安神。

李景华教授经常对跟诊学生说："一定要注意生活饮食、起居习惯对疾病的形成与康复的影响。"告诫我们在临床上，要注意问诊过程中的细节，除了必要的疾病发生与发展及致病因素外，一定要关注患者的饮食及生活起居习惯，这样我们的治疗方案才能更接近疾病的实质，患者才能得到更加全面有效的治疗。

对本例患者，李景华教授首诊即嘱患者清淡饮食，少食甜食及油腻食物，避免痰浊内生，防止痰浊瘀血阻滞心脉。根据疾病的程度和身体状态适当地进行运动，必要的运动可以改善心肺功能，但不能过极，要适可而止。另外要避免长期熬夜，因为长期熬夜对冠心病的发生和发展影响也很大，中医讲"劳则气耗"，最容易造成心气的耗散，而结果导致"邪之所凑，其气必虚"，至虚之处，就是发病之所。

（黄伟峰　张柱　崔春光　整理）

（六）胸痹（心阳不振）

刘某，男，65岁，退休工人。2020年7月3日初诊。

主诉：心前区阵发性疼痛1年余。

现病史：患者于1年前无明显诱因出现心前区疼痛，伴有心慌、胸闷，未曾入院进行系统性治疗，曾自行口服丹参片、稳心颗粒等药物，病情时好时坏，今为求中医药系统治疗而来我门诊。

刻下症：心前区阵发性疼痛，乏力，心慌，胸闷，气短，汗多，怕凉，睡眠差，怕声，二便尚可。血压100/70mmHg，心率50次/分，神清语明，心肺听诊无异常，舌质淡，舌苔白，脉沉细。

既往史：冠心病病史。

过敏史：无。

西医诊断：冠心病。

中医诊断：胸痹（心阳不振）。

治法：温补心阳，安神定志。

方药：桂枝加龙骨牡蛎汤加减。桂枝15g，白芍15g，生姜15g，大枣30g，炙甘草10g，龙骨25g（先煎），牡蛎25g（先煎），红参10g，麦冬15g，五味子15g。7剂，水煎，日两次分服。嘱调畅情志，清淡饮食，劳逸结合。

二诊（2020年7月10日）：心前区疼痛次数较前减少，胸闷，气短减轻，仍乏力，心慌，汗多，少寐，二便尚可。血压110/70mmHg，心率54次/分，舌质淡，舌苔白，脉沉细。加紫苏梗15g，苦参10g。7剂，水煎，日两次分服。

三诊（2020年7月17日）：偶有心前区疼痛，心慌，气短等症状均好转，出汗减轻，睡眠稍差，仍时有乏力、胸闷，怕凉，二便正常。血压110/70mmHg，心率60次/分，舌质淡，舌苔白，脉沉。方药：桂枝15g，白芍15g，生姜15g，大枣30g，炙甘草10g，龙骨25g（先煎），牡蛎25g（先煎），红参10g，麦冬15g，五味子15g，紫苏梗15g，苦参10g。7剂，水煎，日两次分服。

四诊（2020年8月17日）：心前区疼痛未再发作，精神状态良好，饮食、睡眠正常，血压平稳，二便正常。

【按语】

该患为老年男性，1年前无明显诱因出现心前区疼痛，未系统治疗而致病情迁延不愈，今为求中医药系统治疗就诊。既往史：冠心病病史。来诊时心前区阵发性疼痛，胸闷，心烦，口苦，身重乏力，睡眠差，小便正常，大便干。舌质淡，舌苔白，脉沉细。综上所述，患者胸痹诊断明确，为心阳不振性胸痹，西医诊断为冠心病。该患平素面色苍白，形寒肢冷，阳气虚衰，不能温养心脉，血不温则瘀滞难行，心脉痹阻而发胸痹。胸中阳气不足，故胸闷气短，胸痛时作。心阳虚弱，血运迟缓，肢体不得温煦，故出现形寒肢冷，面色苍白。舌脉均是心阳不足，鼓动无力之征象。本病病位在心，治以温补心阳，安神定志。桂枝加龙骨牡蛎汤出自《金匮要略》，具有调和阴阳，潜镇摄纳之功效。《金匮要略·血痹虚劳病脉证并治》云："夫失精家，少腹弦急，阴头寒，目眩发落，脉极虚芤迟，为清谷、亡血、失精。脉得诸芤动微紧，男子失精，女子梦交，桂枝加龙骨牡蛎汤主之。"《伤寒明理论》提出"其气虚者，由阳气内弱，心下空虚，正气内动而悸也"。本方具有调和营卫，滋阴和阳，镇纳固摄的功效。以心悸汗多，遗尿，怕凉，舌质淡润，脉沉迟或浮大为辨证要点。故本例选用桂枝加龙骨牡蛎汤加减治疗。方中桂枝温补心肾之阳，白芍、甘草酸甘益阴，桂枝、白芍相合，温阳以益阴，敛阴以养阳，并可调和营卫，使阳固阴守；少佐生姜、大枣助桂枝、白芍调和营卫之力；使以甘草调药和中。诸药合用，和中有补，补中有温，使阴阳平衡协调。外证得之可调和营卫以固表，内证得之则交通阴阳而守中。加龙骨、牡蛎，则具有潜镇固涩之力。阳能固涩，阴能内守，合生脉散增强了益气养阴的功效，则诸症可愈。二诊、三诊加紫苏梗、苦参以理气宽胸。

李景华教授在临床中非常重视体质与自然环境对疾病的影响，告诫患者宜起居有度，忌骤感寒凉。对于阳气不足这类患者，一定要做到起居有节。如果出去锻炼，也应该和自然界相适应，与太阳的起落规律同步，春夏要早起，冬季要晚起，中医叫"必待日光"。《素问·举痛论》曰："寒气入经而稽迟，泣而不行，客于脉外则血少，客于脉中则气不通，故卒然而痛。"寒主收引，容易痹阻经脉，也是冠心病发病的一大诱因。而对本例患者的治疗，李景华教授首诊即嘱患者平日注意保暖，顺应四季的自然规律，春夏要早起，冬季要晚起，适当活动，以增强体质，有利于疾病的康复。

（黄伟峰　张柱　崔春光　整理）

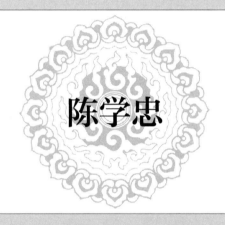

陈学忠

一、医家简介

陈学忠（1953—　），男，主任医师，教授，全国名中医，四川省名中医，四川省学术技术带头人，享受国务院政府特殊津贴。现为四川省中医药科学院中医研究所（四川省第二中医医院）中西医结合主任医师，国家临床重点专科学科带头人，四川省重大疾病老年病防治中心主任，第三、四、六批全国老中医药专家学术经验继承工作指导老师，全国优秀临床人才指导老师，全国名老中医传承工作室导师。曾先后就读于成都中医学校、泸州医学院医疗系、同济医科大学。早年师从名中医蒲辅周的学生胡翔林主任医师及袁怡云先生，深受他们学术思想的影响。从事中医诊疗工作50余年，善于中西医结合诊治疾病，尤擅长对冠心病、心绞痛、顽固性心律失常、高脂血症、糖尿病、高血压病、脑动脉硬化症、脑血管意外后遗症、阿尔茨海默病、顽固性头痛、三叉神经痛、顽固性失眠、顽固性咳嗽、慢性咽炎、过敏性鼻炎、复发性口腔溃疡、更年期综合征、胃肠功能失调及内科疑难杂症的诊治。公开发表60余篇论文，并著有《肾虚血瘀理论的实践与探索》等专著4部。

二、学术观点

1. 血瘀是冠心病心绞痛的主要致病因素

血瘀是冠心病心绞痛最常见的标实之一。多数患者因气致瘀，一是由于气滞，二是由于气虚。气滞血瘀是实证，气虚血瘀是本虚标实证。气与血相互依存，互为所用，共同维持人体正常的生命活动，二者之中又以气为要，气机流利则血脉通畅，所谓气行则血行，气止则血止。血亦可因寒凝而瘀，因热结而瘀，痰浊阻滞脉道亦可致血瘀。血瘀则脉道不利，心脉痹阻而发胸闷、心痛。瘀血阻滞心脉为最直接的病机，这是由心主血脉的生理功能决定的。心为五脏六腑之大主，主一身之血脉，不断供给周身营养，以维持其正常的生理功能。心借经络与其他脏腑相联系，经络作为渗灌气血、运行营养物质的通道，是心主功能得以正常发挥的主要途径，各种因素自外而袭，痹阻心之脉络；或由他脏功能失常，滋生痰浊瘀血诸邪，均可通过五脏之间相连的经络上犯于心脉，使血行缓慢，甚则滞而为瘀，心脉失养而痛。

陈学忠教授提出冠心病属血瘀证范畴，气滞、寒凝、痰阻、阳虚等诸多因素均可导致心血瘀阻，不通则痛，导致胸痹之证。瘀血既为各种病因所致的病理产物，又是导致心绞痛发作的原因，故提出活血化瘀治法。

2. 肾虚是冠心病病理学的重要基础

心肾关系密切，肾脏阴阳的虚衰和失调，常造成心脏阴阳的虚衰和失调。肾精亏虚不能化生气血，气血不足，心脏及其脉失于温养濡润而发生心痛，即所谓不荣则痛。命火甚微，阳气不能上达，致心阳不振，心血阻滞而成瘀；肾阳虚衰，脾阳亦衰，脾肾阳虚，阴寒内盛，痰浊易生；肾阴不足，肝失所养，多致肝阳上亢、肝气郁滞而气滞血瘀；阴虚火旺，亦可灼津为痰，痰瘀痹阻，心脉不通。上述病理过程中，产生的气滞、血瘀、痰浊、寒凝等阻滞心脉，亦可发生心痛，即不通则痛。"不荣则痛"和"不通则痛"是冠心病心绞痛的两个重要病机，都以肾脏阴阳的虚衰和失调为其病理基础，都本源于肾。冠心病是老年性心血管系统的主要疾病，与肾虚有密切关系。西医学认为的主要独立发病因素如高血压病、高脂血症等多为肾脏阴阳虚衰和失调的表现，因此可以认为肾虚是冠心病病理学的重要基础。

3. 心肾亏虚、血瘀阻络是冠心病心绞痛的主要病机

按中医理论，老年心脑血管疾病多为本虚标实，陈学忠教授在临床中观察到中老年冠心病患者普遍存在肾虚夹瘀的情况，肾虚与血瘀相互影响，肾虚为本，由虚致瘀，血瘀存在又可加重肾虚。在肾虚血瘀病机方面，中医学认为，肾为先天之本，肾阳温煦是气血运行的动力之源，心肾之间，阳气互通互养，精血相互化生，水升火降，心肾相交，阴阳平衡，冠心病肾虚是老年气滞血阻，脉络不通的根本，肾虚可致心阳不足，心脉瘀阻，发为心痹，这与中医"久病及肾""久病多瘀"的观点相吻合。肾虚血瘀的病理变化是多方面的，西医学研究发现，老年肾虚存在免疫系统、内分泌代谢的紊乱，

肾虚时血浆心房肽含量下降，老年男性冠心病雌二醇、睾酮比值增大，血液流变学出现浓、黏、凝、聚的特征及微循环障碍，从微观上揭示了肾虚与冠心病发生发展有密切关系。

陈学忠教授在长期的医疗实践中，发现中老年冠心病患者普遍存在腰背酸痛、耳鸣、发脱、齿摆、性功能减退、舌瘀暗等肾虚夹瘀的症状及体征，一些患者在长期服用单纯的活血化瘀制剂如复方丹参片后，血瘀症状可以得到一定改善，但肾虚症状未能解除反而加重，冠心病心绞痛症状缓解不明显或冠心病心绞痛复发率较高，尤其对中老年患者普遍存在的肾虚夹瘀证改善更不明显，从而影响了冠心病的疗效。

证型是机体功能状态的高度概括，冠心病心绞痛应从"心肾亏虚、血瘀阻络"的角度给予重视，体现了中医特色，符合中医整体观和辨证施治的原则，依照"心肾相关"的理论，补肾强心、化瘀通络法是防治冠心病心绞痛的基本治法之一，有良好的应用前景。然而从肾虚夹瘀认识该病并相应采取益肾化瘀法进行临床验证和实验研究未见报道。虽然国内大多数学者认同肾虚血瘀是老年病特定阶段的基本病理改变，但以肾虚血瘀理论作为指导进行中老年疾病临床研究，特别是冠心病的研究甚少。

中年以后肾精亏虚，肾气渐衰，冠心病发病率明显上升，可见该病的发生与肾虚存在必然的内在联系。张景岳认为五脏之阴，非肾不能滋；五脏之阳气，非肾不能发。说明五脏精气的盛衰与肾之精气充盈与否有着密切关系。《景岳全书》言："心本乎肾，所以上不宁者，未有不由乎下，心气虚者，未有不由乎肾。"心肾同属少阴，心的诸般功能有赖于肾气的温煦与滋养。肾为先天之本，内藏元阴元阳。肾阳隆盛，则心阳振奋，鼓动有力，血可畅行。若肾气亏虚，肾阳不能蒸腾，不能温煦心阳，则心阳不振，血脉失于温运，血运迟缓，闭塞胸阳，发为胸痹。若肾阴亏虚，不能濡养心阴，则脉道失润，血行滞涩，心脉不通，而发为本病。由此可见肾虚是导致本病发生的根源所在。

从心肾亏虚、血瘀阻络理论来认识冠心病心绞痛病机，陈学忠教授认为冠心病患者尤其是中老年患者普遍存在肾虚夹瘀的情况，肾虚与血瘀相互影响，肾虚为本，由虚致瘀，血瘀存在又可加重肾虚。主张治疗应以补肾强心、化瘀通络为治法，为冠心病心绞痛的诊治提供了一种新途径。

三、临床特色

（一）治疗大法

1. 补肾强心，化瘀通络

陈学忠教授提出从心肾亏虚、血络瘀阻理论来认识冠心病心绞痛病机，认为冠心病患者尤其是中老年患者普遍存在"肾虚夹瘀"的情况，肾虚与血瘀相互影响，肾虚为本，由虚致瘀，血瘀存在又可加重肾虚，以补肾强心、化瘀通络为治法。创制参芪冠心汤治疗心肾亏虚、血络瘀阻型胸痹心痛病。

2. 行气活血，疏肝解郁

基于"太少皆通于心"，陈学忠教授运用柴胡桂枝汤治疗心系疾病。《灵枢·经脉》曰："小肠手太阳之脉，起于小指之端……入缺盆，络心。"《灵枢·经别》中，足太阳经别"当心入散"，足少阳经别"贯心"，手少阳经别"散于胸中"。可见太阳、少阳的经脉可通过正支、经别与心脏联系。运用柴胡桂枝汤旨在调和太阳经、少阳经经气，气行则血行，通则不痛。

3. 通阳泄浊，化瘀通脉

陈学忠教授提出"心痛亦因痰作祟"。心气在一定程度上依赖脾胃化生的宗气以资助。心血赖脾胃化生的营气以充养。脾胃与心之间有经脉相通。《内经》言脾经"其支者复从胃，别上膈注心中""胃之大络名曰虚里，贯膈络肺，出于左乳下"。脾胃虚损，不仅宗气、营血化生不足，且可累及于心，导致心气心血不足；而且脾胃运化失常，产生的痰浊寒饮，可循经上逆，注入心中，从而痹阻心阳，阻滞心气，以致心气不畅，心脉瘀滞，发为心痛。痰饮上逆，损伤心阳，导致心脉挛急闭阻，致使心痛大作。故运用瓜蒌薤白半夏汤合冠心汤以治疗痰阻血瘀型胸痹心痛病。

4. 益气养阴，活血通脉

陈学忠教授提出气、血、阴、阳皆可致胸痹，久病耗气，气虚不运，温通失职，血脉不利，脉痹阻，气虚又可导致阴虚，阴血不足，不能濡养，发为胸痹。加之三高饮食，压力过大，所谓"五志过极而化火"，火热内生耗气伤阴，亦可导致气阴两虚而发为胸痹心痛，故运用生脉饮加减治疗气阴两虚型胸痹心痛。

（二）用药特点和核心方药

根据陈学忠教授的经验，对于老年性冠心病来说，其病机较为复杂，但主要病机可以概括为正虚邪实，即张仲景在《金匮要略·胸痹心痛短气病脉证治》中所言"阳微阴弦""则其虚极也"。所谓正虚，主要是指气虚阳微，同时包括血虚阴亏。所谓邪实，主要是指气滞、痰阻以致血瘀。无论气滞、寒凝、痰阻、阳虚等诸多因素均可导致心血瘀阻，不通则痛，导致胸痹之证。"阳微"包括心阳不足和胸阳不振，应从寒论治；"阴弦"主要指痰浊，血瘀等病理产物，治疗要辨其寒热属性。脾肾阳虚，聚湿生痰，或血虚寒凝致瘀者，从寒论治；火热之邪，灼津为痰，或灼血为瘀者，从热论治；痰瘀互结，寒热错杂者，则视其寒热主次，予寒热并进之法。对于老年冠心病来说，"从寒论治"当以温肾助阳，振奋心阳，"从热论治"当疏肝化火，清化痰热。故而常用淫羊藿温肾助阳，桂枝、甘草振奋心阳，柴胡、黄芩疏肝化火，瓜蒌、半夏清化痰热，丹参、红花、川芎、赤芍行气活血化瘀。对于阳虚寒甚的患者，加用白附片、干姜等温助肾阳之品，取干姜附子汤之意。陈学忠教授重视气血理论，认为气血为人体最重要的生命物质，诊治疾病首先要辨清气血的虚实。"气为血之帅""血为气之母"，气虚、血虚均可致瘀，而瘀血日久，必会影响气、血、精、津的化生，而造成正气不足，形成虚证；气行则血行，气滞则血滞，滞而成瘀，脉道闭塞，则气道不畅，气机壅滞；气虚血瘀、气滞血瘀、血虚血瘀，均可导致胸痹发生。故而常用人参、黄芪大补元气，麦冬、五味子养阴生津，当归补血活血，川芎、郁金行气活血，延胡索行气止痛。

参芪冠心汤是陈学忠教授根据肾虚血瘀理论创制的治疗心肾亏虚、血络瘀阻型胸痹心痛的处方，由淫羊藿、丹参、桂枝、黄芪、当归、赤芍、太子参、麦冬、五味子等10味中药组成。方中以淫羊藿、丹参为君药，补肾化瘀。淫羊藿味辛、甘，性温，归肝、肾经，补肾壮阳，祛风除湿。《神农本草经》谓其"主阴痿绝伤，茎中痛，利小便，益气力，强志"；《本草备要》记载其可"补命门，益精气，坚筋骨，利小便"；《本草纲目》则记载："淫羊藿补肾强腰膝，通阳强心力。"丹参味苦，性微寒，入心、心包、肝经，活血祛瘀，养心安神。《本草纲目》言丹参"能破宿血，补新血，调经脉……活血，通心包络"；《本草备要》载其可"补心，生血，祛瘀……养血定志，通利血脉，实有神验"。本方取其"味苦气降，入心与包络，祛瘀生新，调经补血"之功（《本草分经》）。以桂枝、黄芪、太子参、当归、赤芍等为臣药，辅助君药益气通阳，活血化瘀。桂枝味辛、甘，性温，归心、肺、膀胱经。发汗解表，温经通阳。《本经疏证》谓其"能利关节，温经通脉……其用之道有六：曰合营，曰通阳，曰利水，曰下气，曰行瘀，曰补中"。黄芪味甘，性微温，归脾肺经，具补气升阳，益卫固表之功。《珍珠囊》云："黄芪甘温纯阳，其用有五：补诸虚不足，一也；益元气，二也；壮脾胃，三也；去肌热，四也；排脓止痛，活血生血，内托痈疽，为疮家圣药，五也。"太子参味甘、微苦，性平，入脾、肺经，补气生津。《本草再新》载其"治气虚肺燥，补脾土，消水肿，化痰止渴"。与黄芪同用，益气养阴，增加心脏功能。当归"味甘微辛，气香，液浓，性温，为生血活血之主药，而又能宣通气分，使气血各有所归，故名当归"（《医学衷中参西录》）；《日华子本草》载其可"破恶血，养新血"。赤芍味苦微寒，归肝经，具活血散血、行瘀止痛之功。《本草原始》说其"善行血中之滞也，故有瘀血留著作痛者宜之"。麦冬、五味子等为佐使药。麦冬润肺养阴，益胃生津，清心除烦。《神农本草经》谓其"主心腹结气，伤中伤饱，胃络脉绝，羸瘦短气。"《本草拾遗》云："去烦热，止心热。"《名医别录》载其疗"虚痨客热，口干烦渴……保神，定肺气，安五脏。"五味子益气生津，敛肺滋肾，安神。《名医别录》言其"养五脏，除热，生阴中肌"。二者合用共奏清心除烦，安神宁志之功。

诸药相伍，气血同治，攻补兼施，心肾兼顾，共奏补肾强心，活血通络之效，使活血理气而无伤血耗气之弊，补益气血而无壅补滋腻之虞。

"柴胡桂枝汤"系列方药是陈学忠教授用于治疗胸痹心痛的又一验方。方中柴胡行气解郁，桂枝、炙甘草温通心阳，白芍、甘草柔肝止痛，法半夏化痰，党参益气，黄芩清热疏肝。柴胡桂枝汤以桂枝汤和小柴胡汤两方相合，既有桂枝汤调和营卫，调和阴阳之功，又有小柴胡汤主枢而条畅经脉气血、转邪外达并抑肝扶脾之能，一则调和营卫阴阳，二则条畅阴阳表里之枢机，二方相合相得益彰，如虎添翼，更进而增益其所不能，如是则阴阳表里，升降出入皆得以其爕理调和之功而返归于平。对于冠心病微血管病变引起的胸闷、胸痛及冠心病合并情绪问题带来的"双心疾病"均有明显效果。该方在运用中，对于失眠的患者可以合用定志小丸或茯神丸以安神定志。定志小丸出自《三因极一病证方论》，由石菖蒲、远志、茯苓、人参组成，若加茯神则成茯神丸。主治心气不足，忧愁不乐，健忘，夜多异梦，惊悸胆怯。对于有焦虑抑郁情绪的患者，亦可加用龙骨、牡蛎。龙骨、牡蛎重镇潜敛，安神定悸，令神志安静而烦躁庶几可解。对于肝气郁结甚合并失眠烦躁的冠心病患者，陈学忠教授运用自拟的失眠合剂效果颇佳。该方乃血府逐瘀汤去桃仁、红花、当归、赤芍，加郁金、丹参清心除烦而行气活血，牡丹皮散瘀而清阴分虚热，再加龙骨潜阳镇静安神，合用交泰丸之肉桂、黄连以交通心肾，全方共奏行气活血，交通心肾之功。

陈学忠教授推崇用"瓜蒌薤白半夏汤"治疗痰阻血瘀型胸痹心痛。该方来源于《金匮要略》，有行气解郁，通阳散结，祛痰宽胸的功效。方中瓜蒌、薤白通阳蠲痹，配半夏以化饮邪，降痰浊。同时配以气活血化瘀之川芎、丹参、当归、赤芍等药物，临床疗效确切。巢元方《诸病源候论》对病机补入"因邪迫于阳气，不得宣畅，壅瘀生热"，故对于痰热结胸的患者，亦可予小陷胸汤合冠心汤以清热涤痰，宽胸散结。

四、验案精选

（一）参芪冠心汤治疗胸痹心痛

郭某，女，74 岁。2019 年 1 月 4 日初诊。

主诉：反复胸闷，心前区压榨样不适 15 年，加重 2 天。

现病史：患者有冠心病病史，曾做冠脉造影显示冠状动脉狭窄 75%，医院建议安置支架，但患者未采纳。近 2 日症状反复发作，为进一步诊治，求治于陈学忠教授。

刻下症：劳累后胸闷、心前区不适明显，每次发作持续 10 ～ 30 分钟，每天发作 1 ～ 2 次，含服"速效救心丸"效果不明显，伴耳鸣、夜尿频多。舌质暗红，苔薄白，脉弱。

中医诊断：胸痹心痛（心肾亏虚，血络瘀阻证）。

治法：补益心肾，活血化瘀。

方药：参芪冠心汤加减。太子参 40g，黄芪 30g，麦冬 20g，五味子 12g，丹参 30g，红花 10g，川芎 15g，淫羊藿 30g，桂枝 15g，远志 6g。4 剂，每日 1 剂。

二诊（2019 年 1 月 10 日）：服药后自觉胸闷、心前区不适有所减轻，服药期间每日仅发作 1 次，多见于活动后或大便后，在原方基础上加大黄芪用量至 40g，增强益气之功，3 剂继服。

三诊（2019 年 1 月 16 日）：患者自觉发病频率及发作程度明显降低，稍重体力活动亦不诱发，仍耳鸣，夜尿次数有所减少。原方 6 剂，继服以巩固。

【按语】

陈学忠教授在长期的临床中观察到中老年患者普遍存在"耳鸣、脱发、齿摇、舌暗、腰背酸痛、性功能减退"等肾虚夹瘀的症状及体征，肾虚与血瘀相互影响，肾虚为本，由虚致瘀，血瘀存在又可加重肾虚。多数患者因气致瘀，气与血相互依存，互为所用，共同维持人体正常的生命活动，二者之中又以气为要，气机流利则血脉通畅，所谓"气行则血行，气止则血止"。血亦可因寒凝而瘀，因热结而瘀，痰浊阻滞脉道亦可致血瘀。血瘀则脉道不利，心脉痹阻而发胸闷、心痛。瘀血阻滞心脉为最直接病机，这是由"心主血脉"的生理功能决定的。心为五脏六腑之主，主一身之血脉，各种因素自外而袭，痹阻心之脉络，或由他脏功能失常，滋生痰浊瘀血诸邪，均可通过五脏之间相连的经络上犯于心脉，致使血行不畅，甚则瘀滞，心脉失于濡养而痛。因此，补肾与活血化瘀同样重要。一些患者在长期服用单纯的活血化瘀药物后，血瘀症状可以得到一定改善，但肾虚症状未能解除反而加重。陈学忠教授在继承前人经验的基础上，根据本病发生的病理基础，采用补肾活血之法治疗，并创立参芪冠心汤，方由 10 味中药组成，以淫羊藿、丹参为君药，补肾活血为主，以桂枝、黄芪、红花、赤芍等为臣药，辅助君药益气通阳、活血化瘀。

（二）四逆汤合参芪冠心汤治疗胸痹心痛

刘某，男，72 岁。2018 年 5 月 29 日初诊。

主诉：反复胸闷、胸痛 10 余年，加重半个月。

现病史：患者胸闷、胸痛反复发作 10 余年，曾在某省级医院诊断为"冠心病"，安放 2 根支架。近半个月无明显诱因发作频率增加，心前区闷压感突出，每次发作持续数秒至几十秒，食纳欠佳，夜眠差，易醒，醒后难以入睡，大便稀溏，畏寒怕冷，伴夜尿频；舌胖质淡偏暗，苔白腻，脉缓滑。

中医诊断：胸痹心痛（心、脾、肾阳虚，瘀血阻络）。

治法：温补阳气，化瘀通络。

方药：四逆汤合参芪冠心汤加味。白附片 60g（先煎），干姜 30g，炙甘草 10g，党参 30g，黄芪 30g，桂枝 15g，淫羊藿 30g，酒川芎 15g，丹参 30g，薤白 30g，茯苓 30g。一日 1 剂，水煎 500mL，分 3 次服。

二诊（2018 年 6 月 8 日）：胸闷、胸痛发作次数较前有所减少，多于活动后发作，每次发作持续数秒，食纳、夜眠仍欠佳，大便稀溏缓解不显。前方加炒白术 20g 以健脾，土鳖虫 30g 活血化瘀。

三诊（2018 年 6 月 12 日）：患者已能缓慢行走，胸闷、胸痛发作减轻，但偶有发作，食纳、夜眠差，大便稀溏。前方加砂仁 15g 健脾开胃。

四诊（2018 年 6 月 18 日）：患者胸闷、胸痛完全消失，睡眠明显改善，大便较前成型，畏寒怕冷明显减轻，晚上小便次数减少。守方继服，加烫水蛭 6g，增强破血、逐瘀、通络的作用。

【按语】

《金匮要略·胸痹心痛短气病脉证治》云："夫脉当取太过不及，阳微阴弦，即胸痹而痛，所以然者，责其极虚也。今阳虚知在上焦，所以胸痹、心痛者，以其阴弦故也。"故而温阳之时，不能忽略标实之"阴弦"。该患者命门火衰，不能温煦脾土，脾阳虚则运化水谷不利，故而纳差，大便稀溏。肾阳虚衰，膀胱受累，则气化不足，故而尿频。阳不归阴，阳气外越，则夜眠差，易醒，醒后难以入睡。舌质淡胖偏暗，苔白腻，脉缓滑均为阳虚血瘀之征。方用四逆汤合参芪冠心汤加减，附子回阳救逆，补火助阳；干姜温中止痛；淫羊藿补肾壮阳；党参、黄芪益气；桂枝温通血脉；川芎、丹参、土鳖虫、水蛭行气活血，软坚化瘀；薤白理气宽胸，通阳导滞；茯苓、白术、砂仁健脾除湿，以恢复脾之运化功能。参芪冠心汤虽也有温阳之功，但温阳之力太弱，患者阳虚日久，非姜附不能奏效，故而合用四逆汤，使得阳气渐复，诸症向愈。此处应注意该方的煎煮方法，陈教授建议全方久煎，超过 1 个小时，以减毒增效。

（三）柴胡桂枝汤治疗胸痹心痛

李某，女，69 岁。2019 年 10 月 28 日初诊。

主诉：心前区疼痛 1 个月。

现病史：1 个月前患者无明显诱因出现心前区疼痛，呈绞痛或胀痛，疼痛时放射至后背，持续时间约 10 分钟，伴大汗淋漓，左手中指、无名指及小指麻木，口服"复方丹参滴丸"后缓解，未予以重视，未治疗。后仍反复发作，于活动后加重，白天夜间均发作，夜间每 1～2 小时发作 1 次，偶可痛醒，疼痛剧烈时不可忍受，持续时间在 10～30 分钟。为求进一步治疗，遂于当地诊所及医院就诊，心电图未见明显异常，予口服药物后有所缓解，仍反复发作。为求明确诊断，遂于四川省人民医院行冠脉造影，后因情绪紧张未进行，完善心脏彩超示射血分数0.72，主动脉硬化，升主动脉增宽，主动脉瓣退变伴中度关闭不全；左心房增大，左心室饱满，左心室舒张功能降低；三尖瓣轻度关闭不全。为求进一步治疗，遂求诊于陈学忠教授。

刻下症：心前区疼痛不适，呈绞痛或胀痛，可放射至肩背部，伴胸闷、大汗淋漓、左手手指麻木，疼痛持续10～30分钟，于活动、情绪波动及天气骤冷后加重，白天夜间均可发作，夜间每1～2小时发作1次，无畏寒发热，无头昏、乏力，无胸骨后压榨性疼痛、紧缩感、烧灼感、濒死感，无心悸、头痛，无腹痛、恶心呕吐等不适，纳眠尚可，二便调，舌淡苔薄黄微腻，脉弦细。

既往史：有高血压病30余年，长期口服降压药物治疗，现每日口服络活喜5mg、安博维150mg降压，血压控制尚可。有甲状腺功能减退症30余年，长期口服优甲乐每日75μg治疗。

中医诊断：胸痹心痛（阳虚寒凝，气血痹阻，心阳不振）。

治法：温阳散寒，益气通脉，调和阴阳。

方药：柴胡桂枝汤加减。柴胡15g，桂枝15g，白芍15g，法半夏30g，黄芩15g，大枣30g，党参30g，粉葛60g，炙甘草15g，生姜3片。水煎服，日1剂，每日3次，每次200mL。

二诊（2019年11月8日）：患者诉仍有心前区疼痛，持续时间10～20分钟，但疼痛较前有所缓解，发作次数较前未减少，于活动后加重，伴大汗淋漓，夜间可痛醒，休息或口服复方丹参滴丸后可缓解。效不更方，上方加川芎15g，薤白30g以活血化瘀、宽胸理气、止痛。

三诊（2019年11月18日）：患者诉心前区疼痛发作次数较前稍有减少，疼痛程度较前稍有缓解，于活动后及天气骤冷后加重，夜间发作频繁，1～2小时发作1次，持续10～20分钟，疼痛剧烈时伴大汗淋漓，休息或口服复方丹参滴丸后可缓解。效不更方，上方加白附片30g，延胡索15g以温阳行气止痛。

四诊（2019年11月30日）：患者诉心前区疼痛发作次数较前明显减少，

白天不发作，夜间睡醒后可发作 1 ～ 2 次，以上半夜为主，疼痛程度较前减轻，可耐受，持续时间约几分钟，伴少量汗出，无手指麻木，疼痛未放射至后背，辨证准确，上方加瓜蒌子 30g，瓜蒌皮 30g，取小陷胸汤之义。

五诊（2019 年 12 月 17 日）：患者诉心前区疼痛较前明显缓解，发作次数较前明显减少，夜间发作 1 ～ 2 次，上方去川芎，加丹参 30g，淫羊藿 30g，以活血养心、温阳补肾。

患者病情较前明显好转，继续予以柴胡桂枝汤加减 3 个月以巩固疗效，患者末次就诊于 2020 年 4 月 18 日，自诉心前区疼痛较前已明显缓解，5 ～ 6 天发作 1 次，持续时间约 1 分钟，疼痛不明显，可忍受，偶有心悸，疼痛未向其他部位放射，无汗出、手指麻木等不适，上方去党参，加太子参 30g 益气养阴。

【按语】

陈学忠教授认为运用柴胡桂枝汤治疗心绞痛的理论基础是"太少皆通于心"，《灵枢·经脉》云："小肠手太阳之脉，起于小指之端……入缺盆，络心。"《灵枢·经别》中，足太阳经别"当心入散"，足少阳经别"贯心"，手少阳经别"散于胸中"。可见太阳、少阳的经脉可通过正支、经别与心脏联系。故陈学忠教授运用柴胡桂枝汤治疗心系疾病，旨在调和太阳、少阳经脉气血，气行则血行，通则不痛。方中柴胡疏理少阳经气，黄芩清泄邪热，法半夏和胃降逆，党参、炙甘草益气补虚，桂枝助阳化气，扶助心阳、肾阳，白芍酸甘养阴，合桂枝调和阴阳，葛根升阳、生津、舒筋，姜、枣和胃生津。全方有调和阴阳、疏利三焦、通调上下、宣通内外、运转枢机之效，使阳气得升，阴寒消散，气血调和，血脉通畅，痹痛得除。患者服药后症状较前缓解，辨证准确，在前方基础上加用温阳药物，以达温阳散寒止痛之功，缓缓图之，合仲景治疗胸痹心痛时"通阳"之法。

（四）柴胡桂枝汤合定志小丸治疗胸痹心痛

王某，女，83 岁。2019 年 10 月 26 日初诊。

主诉：反复胸闷、心悸 10 余年，复发 1 周，加重半天。

现病史：患者有冠心病病史 10 余年，长期服用药物控制。近 1 周来，自觉症状频繁发作，含服"速效救心丸"可缓解。今晨起后胸痛明显，含服药物效果不显，紧急就医。

刻下症：胸闷及胸骨后刺痛不适，呈阵发性，含服速效救心丸及冠心丹参滴丸后缓解不明显，伴心慌、心悸、气短，全身乏力，每次发作持续数分钟，发作时无牵涉痛，不能耐受一般体力活动，手足麻木，偶感头昏，腰酸，食纳尚可，夜眠欠佳，易早醒，夜尿 2～3 次，大便可。舌质淡偏暗，苔白，脉弦滑细。

中医诊断：胸痹心痛（阴阳不和，血络瘀阻）。

治法：调和阴阳，行气活血，养心安神。

方药：柴胡桂枝汤合定志小丸加减。柴胡 15g，桂枝 15g，炒白芍 15g，党参 30g，法半夏 15g，石菖蒲 15g，大枣 30g，茯苓 30g，酒黄芩 15g，蜜远志 15g，炙甘草 15g，醋延胡索 15g，酒川芎 15g，茯神木 30g。4 剂，每日 1 剂。

二诊（2019 年 10 月 30 日）：患者诉胸痛明显好转，近几日未曾发生胸闷及胸骨后刺痛不适，心慌心悸明显好转，睡眠稍有好转，早醒次数减少，食纳尚可，夜尿无明显变化，2～3 次 / 晚。舌胖大边有齿痕，舌淡偏暗，苔白，脉细。中药前方改桂枝为 30g，加淫羊藿 30g，继服 3 剂。

三诊（2019 年 11 年 2 日）：患者诉胸痛完全好转，近几日未发心慌心悸，睡眠稍缓，夜尿减少，每晚 1～2 次，舌胖大边有齿痕，舌淡偏暗，苔白，脉细。嘱其效不更方，继服 4 剂。

【按语】

陈学忠教授言心绞痛属于中医"胸痹""真心痛""心悸"等范畴，病位在心，并涉及肝、脾、肾等脏。抑郁、焦虑属中医"郁证""脏躁""百合病"等范畴，以气滞、血瘀、痰阻为标，气血阴阳亏虚为本。心失所养与脾失健运、肝失疏泄、肾失封藏相互作用，加之瘀血痰浊闭阻，可出现"双心"异常。在临床治疗上，不但要重视冠心病的治疗，而且要关注心理障碍的诊治，只有二者兼顾，才能全面提高患者生活质量及临床疗效。本证用柴胡桂枝汤合定志小丸加减以行气温阳活血，通络止痛，柴胡桂枝汤以桂枝汤和小柴胡汤两方相合，既有桂枝汤调和营卫，调和阴阳之功，又有小柴胡汤主枢而调畅经髓气血、转邪外达并抑肝扶脾之能，一则调和营卫阴阳，二则调理阴阳表里之枢机，二方相合相得益彰，如虎添翼，更进而增益其所不能，如是则阴阳表里、升降出入皆得燮理调和而返归于平。

柴胡桂枝汤通常用于治疗太阳少阳合病，半表半里之证，然用其治疗冠心病心绞痛为异病同治之体现，在临床中，不能拘泥于一法一方，需要融会贯通，灵活运用经典，辨证论治。

（五）二加味龙骨牡蛎汤治疗胸痹

吴某，男，71 岁。2019 年 9 月 2 日初诊。

主诉：反复胸闷 1 年，加重 3 天。

现病史：1 年前，患者无明显诱因出现胸闷，心慌，无胸痛、气紧等不适，遂至某医院就诊，心率约 50 次 / 分，诊断为窦性心动过缓，建议患者于上级医院就诊。患者遂至四川省人民医院就诊，建议患者继续观察，必要时可行"心脏起搏器置入术"。半年前，于成都市第三人民医院诊断为冠状动脉粥样硬化伴狭窄，予以口服曲美他嗪片 20mg（每天 3 次）、瑞舒伐他汀钙片 10mg（每晚 1 次）治疗。3 天前，患者夜间出现胸闷加重，伴心悸、心慌，大汗淋漓，遂至四川省人民医院就诊，完善心电图、心肌标志物等相关辅助检查，未见明显异常，后建议患者随访。今至我院门诊就诊。

刻下症：胸闷、心慌，左侧锁骨、肩颈部疼痛，胸前区偶有疼痛，无气紧，无恶心呕吐，纳可，眠差，二便正常。舌暗红，苔白，脉滑。

中医诊断：胸痹（心阳亏虚）。

治法：温肾益气。

方药：二加味龙骨牡蛎汤加减。桂枝 15g，白芍 20g，龙骨 30g，牡蛎 30g，白薇 20g，白附片 30g（先煎），炙甘草 15g，大枣 30g，生姜 15g。3 剂，水煎服。

二诊（2019 年 9 月 5 日）：服药后自觉胸闷、心悸有所减轻，胸前区疼痛稍有缓解，舌暗红，苔白，脉滑。原方继服以巩固，3剂，水煎服。

三诊（2019年9月8日）：患者自觉胸闷、心悸有所减轻，但夜间睡眠欠佳，汗出明显，二便可。方药：桂枝15g，白芍20g，龙骨30g，牡蛎30g，浮小麦60g，炙甘草15g，大枣30g，生姜6g，蜜远志15g，茯神木30g，石菖蒲15g，炒酸枣仁15g。6剂，水煎服。

【按语】

二加味龙骨牡蛎汤是在桂枝甘草龙骨牡蛎汤基础上化裁而来，主治心气虚、心阳虚的心悸症状。方中桂枝辛甘而温，既温振心阳，为温心通阳之要药，又温通血脉以畅血行，为君药。臣以甘草，一则补心气，合桂枝辛甘化阳，温补并行；二则健脾气，资中焦，使气血生化有源。龙骨、牡蛎重镇安神定悸，令神志安而烦躁可解，为佐药。附子，药性刚燥，走而不守，上能助心阳以通脉，下能补肾阳以益火，是温阳的要药。诸药相合，甘温养阳气，且敛阳入肾；茯神入心经养心安神；远志能使浮越之神归于精，定心悸、平心气；酸枣仁具有敛阳入阴、定心悸的作用，使阴阳调和而眠安；白薇清热凉血，制附片勿过于温燥。白芍、浮小麦益气滋阴敛汗。全方具有温阳补气、活血通痹的作用，可安神定悸，是引阳归阴的基本方药。能明显改善心悸患者的胸痛胸闷、心悸、神疲乏力、自汗盗汗及畏寒肢冷等多种心悸症状；而且可以明显增加患者的平均心率及24小时动态心电图的总心率。

陈学忠教授抓住患者是老年人，长期睡眠质量差，心悸与失眠并见，互相影响，结合病史的特点，气血阴阳不足，故治以气血阴阳并补，注重养心、宁心。

（六）血府逐瘀汤治疗胸痹心痛

王某，女，78岁。2020年7月6日初诊。

主诉：反复胸闷、气紧2个月，加重1日。

现病史：2个月前，患者无明显诱因出现胸闷、气紧，心间部偶有刺痛，无压榨感、胸痛、晕厥，自行服用"复方丹参片"，症状未见明显改善。1天前，患者自觉心尖部刺痛症状加重，每7～8分钟发作一次，疼痛程度可耐受，无明显压榨感、大汗、头晕、昏蒙。门诊求治。有"高血压病"病史4年，现服用苯磺酸氨氯地平、厄贝沙坦，血压控制尚可。10天前体检时发现血糖升高，最高为20.1mmol/L，目前正在服药控制。

刻下症：胸闷、气紧、心尖部刺痛，神清，精神可，纳可，睡眠尚可，二便可。舌胖大，舌质淡偏暗，脉弱。

中医诊断：胸痹心痛（瘀血阻滞）。

治法：活血化瘀，通络止痛。

方药：血府逐瘀汤加减。柴胡15g，桔梗15g，枳壳15g，生地黄30g，当归15g，川芎15g，桃仁10g，牡丹皮10g，延胡索15g，大腹皮30g，赤芍15g。4剂，水煎服。

二诊（2020年7月13日）：服药后自觉胸闷、气紧减轻，心尖部刺痛减轻。原方基础上加用川牛膝30g，丹参30g，郁金15g。4剂，水煎服。

三诊（2020年7月18日）：服药后自觉胸闷、气紧减轻，心尖部刺痛基本缓解，大便偏干。原方改赤芍为30g，4剂，水煎服。

【按语】

陈学忠教授认为胸中不适，疼痛，为胸中蓄血证，血府逐瘀汤主之。血府逐瘀汤含滋阴养血之品，补泻兼施，为王清任的经典方。本方主要作用于上焦，但升降得宜，宜适当加入行气宽胸之品。

（七）麻黄附子细辛汤合小陷胸汤、桂枝甘草汤治疗心动过缓

姚某，男，41岁。2018年6月25日初诊。

主诉：胸闷、气短1周。

刻下症：胸闷、气短，伴见痰多（痰色偏黄）、肢冷、乏力、口鼻干燥、口臭，舌体略胖、浅齿印，舌质瘀暗，苔偏黄腻，脉结代。心电图提示窦性心动过缓，Ⅱ度房室传导阻滞。

中医诊断：胸痹（阳气郁闭，痰浊中阻）。

方药：麻黄附子细辛汤合小陷胸汤、桂枝甘草汤加减。麻黄15g，细辛10g，白附片30g（久煎），炒瓜蒌子30g，炒瓜蒌皮30g，法半夏30g，酒黄

连 10g，炙甘草 15g，红参 15g，桂枝 15g。2 剂，水煎服。

二诊（2018 年 6 月 28 日）：服药后，患者自觉胸闷、气短稍好转，无明显口鼻干燥症状，另伴见腰酸背痛、反酸不适，舌脉基本同上。方药同前，炙甘草加至 40g，红参加至 30g，桂枝加至 40g。3 剂，水煎服。

三诊（2018 年 7 月 4 日）：患者自觉胸闷、气短明显减轻，心率明显加快，伴胸背痛及身痛，站立时头昏不适，舌质淡暗，舌边偏红，苔白，脉沉缓，时有结代。上方加粉葛 80g，丹参 30g，5 剂，水煎服。

后电话随访，患者诉上述诸症皆改善，且心电图提示房室传导阻滞情况亦有一定改善。

【按语】

患者以"胸闷、气短 1 周"就诊，辨病属于中医学"胸痹"范畴，患者脉象结代，且心电图提示窦性心动过缓，Ⅱ度房室传导阻滞，属于西医学的缓慢型心律失常。另伴见肢冷、咯黄痰之症，舌象表现为舌体略胖、浅齿印，舌质瘀暗，苔白腻，辨证为阳气郁闭，痰浊中阻，阳气郁闭，津不上达，口窍等失于濡润，故见口鼻干燥，痰湿内蕴，故口臭。处方予以麻黄附子细辛汤合小陷胸汤、桂枝甘草汤加红参一味，方中麻黄在外发越阳气，附子在里振奋阳气，细辛辛温香窜，鼓动肾中真阳之气，三者共用相得益彰；黄连清热燥湿，半夏醒脾燥湿，降逆化痰，瓜蒌皮、瓜蒌子合用，既清热化痰，又宽胸散结；桂枝辛温通阳，甘草甘缓补虚，辛甘并用，振奋心阳，温通血脉；加红参一味补益心气，全方共奏温通心阳、宽胸化痰之效。二诊时胸闷、气短稍好转，症状缓解不明显，故加大桂枝、红参、炙甘草剂量，一则加大其补益心气、振奋心阳之力，二则取"炙甘草汤"中大量运用炙甘草以养脾胃补中气、益气血生化之源的含义。三诊时，胸闷、气短明显减轻，另伴胸背痛及身痛，舌质淡暗，舌边偏红，恐内有瘀滞，全身枢机不利，故加用葛根解肌，丹参活血祛瘀、通经止痛。

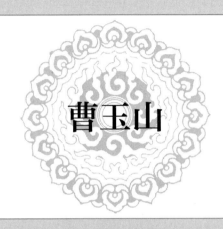

曹玉山

一、医家简介

曹玉山，生于 1938 年 5 月，祖籍北京。教授，主任医师，第三、四、六批全国老中医药专家学术经验继承工作指导教师，中国中医科学院博士研究生导师。历任甘肃省中医、中西医结合高级职称评审委员会第四届、第五届评审委员、第六届评审委员会中西结合专业组评委。2008 年获甘肃省政府颁发的"甘肃省名中医"称号。入选《中国专家名人辞典》《当代名老中医图录》。

曹玉山教授从事心脑血管临床工作 50 余年，从事相关教学工作 30 余年。1972 年参加了为期两年的"西学中"班，系统接受了中医教育，得到了伤寒派张汉祥、于己百等老师的教诲，以及甘肃名医柯与参、尚坦之亲传。其后又跟随周信有、席与民等北京中医学院下放甘肃临床师带徒的医家学习，在诸多名家的悉心教授、耐心指导下，系统地学习了中医理论，学习继承了名家们的学验之精华，入中医之门径，踏上中西医结合之路。擅长诊治中医内科常见病、多发病和疑难危重症，尤为擅长心脑血管疾病的诊治，具有丰富的临床经验和显著的疗效，在患者中享有很高的声誉。曹玉山教授主持的"生脉硒口服液对阿霉素心肌毒性防治作用实验研究"课题，获甘肃省科技进步奖三等奖；指导完成的甘肃省卫生厅项目"甘仙丹治疗频发早搏（气虚痰凝血瘀型）的临床研究"于 2005 年通过甘肃省科技厅成果鉴定。曹玉山教授曾任甘肃中医学院中医系主任、西医内科学教研室主任、门诊部主任、附属医院心脑血管科主任。1992 年被评为主任医师，2000 年受聘为甘肃中医学院教授，主讲中医内科学等课程。

二、学术观点

（一）病证互参，辨证辨病

曹玉山教授认为诊断疾病要病证互参，辨证与辨病结合。临证时利用现代的先进设备、检查方法，明确疾病诊断，运用中医辨证思维，强调八纲辨证与脏腑辨证相结合、辨证与辨病相结合，确立该病的"证候"，然后根据"证候"来确定治则治法和处方遣药。

1. 八纲辨证与脏腑辨证相结合

辨证施治也就是进行病机分析，制定治疗方针，实施治疗方法。中医辨证论治体系包括八纲辨证、脏腑辨证、六经辨证、三焦辨证、卫气营血辨证、气血津液辨证等。曹玉山教授注重八纲辨证与脏腑辨证相结合，认为八纲辨证是各种辨证的基础，常谓八纲为阴、阳、表、里、寒、热、虚、实，其中阴阳又为八纲之总纲，是故古人有"察色按脉，先别阴阳"的论述。八纲辨证是概括性的辨证纲领，说明了疾病的大体性质和趋势，不能代替各种具体辨证方法，必须与具体辨证方法相结合才能更深入地认识疾病的性质、部位、正邪斗争情况及疾病发展的趋势，从而指导治则的确立和方药的选择。脏腑辨证是以疾病过程中正邪斗争和脏腑机能失常所反映出的证候作为辨证依据，来判断疾病的病因、病位和性质。曹玉山教授注重将八纲辨证与脏腑辨证结合起来，临证时首先将四诊得到的资料，根据八纲辨证进行分析，以明确表里、寒热、虚实，并在此基础上划分阴阳。然后结合脏腑辨证，明确病因、病位、病性、病势，通过归纳分析，得出疾病的病机所在，有的放矢，遣方用药。

2. 辨证与辨病相结合

随着现代科学对疾病认识的不断深入，各种微观检测和各种影像学检测已势不可挡地走入中医临床的视野，曹玉山教授认为现代的诊疗技术是人类自然科学的成果，不应该被定位于属于中医或是属于西医。在运用现代科学参与临床过程时，脑子里不应该想这是西医专用，而应该是想自然科学成果为人类共享。中医要发展，应该要与现代科技相结合，要大胆运用自然科学的成果，探寻医学现象中的客观本质，中医、西医互相取长补短，相得益彰，造福患者。曹玉山教授在临床中坚持辨病与辨证相结合的诊治思路，在运用中医理论进行辨证的同时，强调结合西医辨病，辨病是着重于对疾病病理变化全过程的认识，强调疾病内在的生理、病理变化规律；辨证侧重于对疾病某阶段病情状态的整体认识，重点考虑患者机体的机能状态及其所处环境的差异。临证时利用现代的检查方法，明确疾病诊断，从而对疾病的病因、病变规律和转归预后有一个总体的认识。在辨病的基础上，运用辨证思维，根据该病当时的临床表现和检查结果来辨析该病目前处于病变的某一阶段或某一类型，从而确立"证候"，然后根据"证候"来确定治则治法和处方遣药。

（二）整体调治，顾护阳气

中医学认为五脏是组成人体的五个系统，五脏各司其职，并联系相关的形、窍、志、液，形成五大系统，人体所有的器官都可以包括在这五个系统中。心居膈上，主一身之血脉而推动血液在经脉内运行不息，藏神而主导全身各种生理功能的协调。心主血脉，血是气的载体，气附于血以运行全身，故肺主气、司呼吸功能的正常有赖于心主血脉之协助。肺主宣发肃降，朝百脉助心行血，肺气充沛，宣降适度，心才能发挥其主血脉的功能。心血滋养脾土，维持和促进脾的正常运化；脾运正常，血液化源充足，保证心血充盈。心主行血，为一身血液运行的动力，心血充盈，心气旺盛，心神正常，肝才能充分发挥藏血功能，有利于肝主疏泄；肝藏血充足，疏泄有度，有助于心推动血行，利于心主神志。心为阳脏，位居上焦，五行属火；肾为阴脏，位居下焦，五行属水，心火（阳）必须下降于肾，以资肾阳，使肾水不寒，肾水（阴）必须上济于心，滋养心阴，使心阳不亢。肾为先天之本，内寄元阳，肾阳对人体五脏六腑均有温煦作用，心阳亦有赖于肾阳的温煦，命火充足则心阳旺盛；而心阳如上述可以下温肾阳，心阳充足则命火不衰。心主血藏神，神全可以益精，肾藏精，积精可以全神。心与其他四脏之间在功能上相互配合，以心为主宰，构成一个整体，共同维持着人体的生命活动。在病理情况下，心与其他四脏的病变可以相互影响。肺气亏虚，行血无力，或肺气壅滞，气机不畅，均可影响心的行血功能，导致血液运行不畅。心气不足，心阳不振，导致血行异常，瘀阻心脉，也会影响肺的宣发肃降功能。脾气虚弱或运化失职，气血生化乏源，或统血失司，血液外溢，均可造成心血不足；反之，心血不足，脾失荣养，可导致健运失司。心血不足与肝血亏虚之间常互为因果，最终导致心肝血虚。若心火亢盛，下劫肾阴，或肾阴不足，不能上济于心，使心肾水火不得既济。若心阳不振，不能下温肾水，或肾阳虚衰，不能温化水液，水气内停，并上犯凌心。曹玉山教授认为心系疾病多发于中老年人，这类患者往往同时患多种疾病，涉及多脏腑病变，病位虽在心，但与他脏的盛衰密切相关，心主血脉功能的正常发挥，有赖于肺气的肃降通调、脾气的升发统摄、肾气的固摄藏纳、肝气的疏泄条达，脏腑间的这种密切联系，可以相互促进，相互制约，任何环节的病变都会影响心脏功能。因此，曹玉山教授认为胸痹心痛的治疗都要考虑到心与肾、脾、肝、肺之间的因果关系，辨证施治中应整体调治。

另外，曹玉山教授在胸痹心痛的诊治过程中还特别强调阳气是生命活动的根本，"有一分阳气，便有一分生机"，胸中为阳气所居，心肺之府。心肺阳虚，胸阳不振，阳气失去温运作用而致浊阴弥漫，寒凝气滞，血脉瘀阻，痰浊内生，闭塞心脉，阻滞气机，临证时整体调治，重视阳气，体内阳气充沛，布达周身，客于体内之邪气即散去，乃"离照当空，阴霾自化"之义。

（三）痰瘀同治，调理气血盛衰

中医学有"百病皆生于痰"的说法，《诸病源候论》云："诸痰者，此由血脉壅塞，饮水积聚而不消散，故成痰也。或冷，或热，或结实，或食不消，或胸腹痞满，或短气好眠，诸候非一，故云诸痰。"明确指出了痰积体内，可导致多种病理变化。六淫之感，七情之伤，饮食劳倦，气血不畅，脏腑内伤，皆可导致痰的形成，痰浊生成后由于具有流动不居，随气升降流动的特性，故内至脏腑经络，外至筋骨皮肉，泛滥横溢，无处不到，痰浊流注血脉、经络、脏腑，易使气机升降失常，气血运行受阻，气郁不行，进而影响血液的运行，出现血瘀的病理变化，夹瘀为病，《张氏医通》曰："痰夹死血，随气攻注，流走刺痛。"《金匮要略》指出"血不利则为水"，津血同源，血瘀则津停，津停则为痰，二者相互影响，互为因果。《丹溪心法》还指出"痰夹瘀血，遂成窠囊"的病理演变。这些论述对认识痰瘀互阻在疾病病程中会导致一系列的病理变化具有很大的启示性。

冠心病心绞痛属于中医学"胸痹""心痛"范畴，曹玉山教授认为胸痹心痛的实质是虚，其表现是实，是虚中夹实。本虚有气血阴阳亏虚，以心气虚最为常见，标实为寒凝、痰浊、血瘀，尤其胸痹在心气虚的基础上痰瘀交结为患更为多见。曹玉山教授遵前人学说及现代学术研究，认为痰瘀互阻是胸痹心痛常见的病理变化，在辨治过程中，他十分重视痰瘀互阻，在治疗过程中，重痰瘀同治，调理气血之盛衰。另外，曹玉山教授还经常提出降脂（化痰）就是治疗胸痹心痛，能很好地预防高血压病及心、脑、肾并发症。根据"治病必求于本"的原则，制定了益气化痰祛瘀之法，拟定瓜蒌薤白苏梗汤，痰瘀同治。

（四）未病先防，有病早治

曹玉山教授在诊治患者时，总要对患者进行有关疾病的宣教，比如冠心病的生活调理等。并且一贯主张未病先防，有病早治，疾病一旦发生要早期明确病证，确立治法，从而阻断病程，防止疾病发展。不能"渴而穿井，斗而铸锥"。所以总是不厌其烦地向患者讲述要注意生活饮食起居和精神情志的修养，首先要注意饮食调节，把握食量，忌偏食、贪食、暴饮暴食，戒烟限酒，少食膏粱厚味，宜淡味养生；其次要通过运动来养生保健，常习太极拳、太极剑、慢跑、散步等，调养形体；还可通过书法、绘画、音乐、读书等文化熏陶，清心养性，颐神养心，保持身心健康。

三、临床特色

（一）治疗冠心病独特的思辨特点

冠心病是临床常见病，中医虽无"冠心病"病名，但根据胸痛、胸闷气短等症状，将该病归为"胸痹"范畴。《素问·脏气法时论》说："心病者，胸中痛，胁支满，胁下痛，膺背肩胛间痛，两臂内痛。虚则胸腹大，胁下与腰相引而痛。"《灵枢·厥病》又有"真心痛，手足青至节，心痛甚，旦发夕死，夕发旦死"的论述。根据临床症状表现，胸痹心痛相当于西医的冠心病心绞痛，真心痛相当于西医的冠心病急性心肌梗死。病机方面，胸痹的发生多与寒邪内侵，饮食不当，情志不调，年老体虚有关。寒凝、痰浊、气滞、血瘀均可导致胸阳失运、心脉痹阻，以成胸痹。《医门法律》曰："胸痹心痛，然总因阳虚，故阴得乘之。"《金匮要略·胸痹心痛短气病脉证治》："夫脉当取太过不及，阳微阴弦，即胸痹而痛，所以然者，责其极虚也。今阳虚知在上焦，所以胸痹心痛者，以其阴弦故也。"胸属阳位，为清旷之域，宜畅达不宜壅滞。胸痹心痛的病机为正气亏虚，心脉失养，痰浊内生，血行瘀滞，痰瘀阻络，心脉痹阻，不通而痛。在正气亏虚的基础上，遇有各种诱因，致使阴寒、痰浊、瘀血等邪内聚，阳虚阴乘，心脉痹阻，不通则痛，使胸痹心痛发作或加重。

（二）治疗冠心病的用药特点与核心方药

曹玉山教授在冠心病的辨治中，重视发病条件与诱因，临证首别阴阳，细审气机之变，详查水湿痰瘀，析究标实腑气，关注四时节气；治疗以调和五脏为旨，重视气机升降，用药动静相宜，除浊邪化痰瘀，畅腑气降胃气，视寒温而定法度。曹玉山教授认识到冠心病常具有正气亏虚、心脉失养、痰浊内生、血行瘀滞、痰瘀阻络、心脉痹阻、不通而痛的特性，遵以补为通，以通为补，通补兼施，补而不使其壅塞，通而不损其正气的通痹补虚之原则，采用益气活血通络法。应用时要掌握胸痛胸闷发作时以邪实为主，邪势颇盛，先治其标，祛邪为主兼以扶正；缓解期以正虚为主，邪气衰落，治以扶正，培补正气，扶正固本，兼以祛邪。因此，曹玉山教授治疗冠心病的常用药物有丹参、红花、川芎、甘草、黄芪、太子参、佛手、薤白、瓜蒌、苏梗等，这些药物大多具有益气、化痰、祛瘀等功效。

（三）治疗冠心病代表性自拟经验方剂

曹玉山教授在40余年的医疗生涯中积累了丰富的诊疗经验，擅长心脑血管病的诊治。长期临证中，逐渐形成了自己的经验用方来治疗心脑血管疾病。冠心病心绞痛的基本病机是本虚标实，本虚多属气虚，而标实多为痰瘀交结为患，采取通补兼施、标本兼顾的治疗原则，用益气化痰祛瘀之法，最具代表性的方剂是瓜蒌薤白苏梗汤。该方主要由黄芪、太子参、黄精、川芎、红花、茜草、佛手、薤白、瓜蒌、苏梗、丹参等药物组成，主要功能为益气、化痰、祛瘀。

方中太子参，味甘苦，性平，为补气药中的清补之品；黄芪，甘，微温，归脾、肺经，可补气行血通痹；黄精，甘平，可补脾益气、补肾益精。瓜蒌利气开郁，涤痰散结，"能洗涤胸膈中垢腻郁热"；薤白，辛开温通，苦泄痰浊，能散阴寒之痰浊凝滞，宣胸中阳气以宽胸，与瓜蒌配伍加强了宣通胸阳、祛痰散结之力，此二味组合源自张仲景瓜蒌薤白半夏汤、瓜蒌薤白白酒汤；但二者行气宽中之力不足，配以辛温行气宽中之苏梗，行滞气，开胸膈，醒脾胃，化痰饮。苏梗辛温，归肺、脾经，其气升；薤白辛苦温，归脾、大肠经，其气降，二者相配，升降相应，使气机通畅。丹参苦、微寒，具有活血祛瘀、养血兼凉血宁心之功；茜草苦、寒，归肝经，凉血行血通经络，配以辛温而性质平和之红花，红花辛散温通善入血分，具有活血通经、和血止痛的作用，与丹参、茜草寒温并用活血祛瘀，不温燥，活血不破血，养血又无寒凉凝滞之虞。因气行则水行，气行则血行，所以化痰祛瘀要注意宣通气机的方法，方中应用了佛手、川芎，佛手辛、苦、温，归肝、脾、肺经，可行气化痰止痛，行而不破、温而不燥，性味平和。川芎辛、温，归肝、胆经，能行气活血止痛，为血中气药，性疏通，善行血中之气滞，行气而辛香走窜，无凝结黏滞之弊。诸药相伍寒温并用，祛痰而不燥，化瘀而不损，扶正补而不滞，祛邪攻而不伐，共奏益气扶正、化瘀通络，祛痰泄浊之功。

应用时要注意胸痛胸闷发作以邪实为主时，治以祛邪为主，兼以扶正；缓解期以正虚为主时，治以扶正为主，兼以祛邪。在祛邪方面当权衡痰结瘀血之间孰重孰轻。若痰结较重，当以祛痰为主；若血瘀较重，当以活血祛瘀为主；若痰结和血瘀并重，则当以化痰祛瘀并施，使痰瘀分消。

四、验案精选

（一）化痰祛瘀，通阳健脾治疗胸痹心痛病

包某，男性，61 岁。2018 年 3 月 9 日就诊。

主诉：阵发性胸闷痛 5 年，加重伴恶心呕吐 2 天

现病史：患者 5 年前在活动时出现胸部闷痛，有压榨感，持续数秒，休息后自行缓解，此后常在劳累时发作，曾诊为冠心病稳定型心绞痛，服用西药治疗，效果尚可。1 年前因剧烈胸骨后压榨性疼痛而诊断为急性心肌梗死，经经皮冠状动脉腔内血管成形术治疗，长期服用硝酸酯类、抗血小板类及他汀类药物。2 天前因进食油腻而导致胸闷痛发作，伴恶心呕吐，头晕，含服"消心痛"胸痛症状可缓解，但恶心呕吐、头晕、胃胀不适仍较明显，同时伴午后足肿，故前来就诊。

刻下症：胸闷痛，恶心呕吐，胃胀不适，头晕，午后足肿，气短乏力，背心发凉，面色萎黄，大便溏。舌质紫暗，舌苔白腻，脉滑。

中医诊断：胸痹心痛（痰瘀互结，脾气亏虚）。

西医诊断：冠心病，陈旧性心肌梗死。

治法：化痰祛瘀，通阳健脾。

方药：瓜蒌薤白半夏汤加减。瓜蒌 12g，薤白 20g，半夏 10g，红花 12g，丹参 20g，川芎 12g，延胡索 12g，川楝子 12g，郁金 12g，当归 12g，生龙骨 30g，生牡蛎 30g，远志 9g，桂枝 12g，茯苓 15g，代赭石 15g，泽泻 12g，桃仁 12g，甘草 9g。6 剂，水煎服，1 日 1 剂，分 2 次口服。西药阿司匹林肠溶片 100mg，阿托伐他汀钙片 20mg，每日 1 次。

嘱：按时服药，清淡饮食，勿过饱，畅情志。

二诊（2018 年 3 月 16 日）：服药后胸闷发作减轻，无恶心呕吐，胃胀减轻，足肿消失，仍觉气短乏力，动则加剧，纳呆，面色萎黄，大便溏，舌质紫暗，舌苔白腻，脉沉滑。患者胸闷痛减轻，恶心呕吐、水肿消失，目前

表现出气短乏力，动则加剧，纳呆，面色萎黄，大便溏等脾虚之象，舌质紫暗，苔白腻提示仍有痰浊瘀血，方中需健脾益气扶正之品。方药：瓜蒌12g，薤白20g，半夏10g，陈皮12g，红花12g，丹参20g，川芎12g，当归12g，黄芪20g，党参12g，白术12g，山药20g，桂枝9g，郁金12g，茯苓15g，泽泻15g，甘草9g。6剂，水煎服，1日1剂，分2次口服。

三诊（2018年3月23日）：服药后无胸闷痛发作，动则气短乏力，纳差，面色萎黄，大便调，舌质紫暗，苔白腻，脉沉。胸闷痛、恶心、呕吐、足肿等标实之症已消除，转从本虚治，宜健脾益气，配以化痰祛瘀。方药：瓜蒌12g，薤白20g，半夏10g，陈皮12g，红花12g，丹参20g，川芎12g，当归12g，黄芪20g，党参12g，白术12g，山药20g，桂枝9g，郁金12g，茯苓15g，泽泻15g，白扁豆15g，砂仁6g，甘草6g。

【按语】

胸痹主要见于冠心病，其病理基础是胸阳不振。胸部为阳气升发之处，若胸阳不振，阴寒痰浊瘀血凝聚于胸，痹阻脉络而致心血痹阻，不通则痛。《医门法律》说"胸痹心痛，然总因阳虚，故阴得乘之"。故治宜化痰祛瘀，通阳健脾，即通补兼施，以通为补。

胸痹以胸阳不振为病理基础，本案主症胸闷痛，伴恶心呕吐，为痰浊阻滞胸阳；舌质紫暗为瘀血之象，脉滑苔腻为痰浊之征，辨为胸痹痰瘀互结。老年患者久病脾胃已伤，正气已虚，表现出气短乏力，动则加剧，纳呆，面色萎黄，大便溏等脾虚之象。故中医辨证为胸痹，痰瘀互结，脾气亏虚，是本虚标实证。治宜化痰祛瘀，通阳健脾，即通补兼施，以通为补。尽管年老久病正气已虚，但在胸痹发作时，邪势颇盛，遵循"祛邪所以匡正"原则，先治其标，待邪衰后再培补正气，故一诊治疗重点在化痰祛瘀通阳，二三诊重在健脾益气。

（二）温补阳气，活血通络治疗胸痹心痛病

李某，男，79岁，汉族。2019年9月14日就诊。

主诉：反复发作性胸闷10余年。

现病史：患者胸闷反复发作 10 余年，伴心悸气短，每次发作时服用消心痛、心律平等药，平素服用复方丹参片等药物。因近来胸闷心悸时有发作，伴气短，动则喘促，足肿而前来求治。既往有冠心病、心绞痛及心律失常（频发室性早搏）病史。

刻下症：反复发作性胸闷，心悸气短，动则喘促，畏寒怕冷，腰酸乏力，足肿，夜间有憋醒症状，面白无华，唇紫，舌质淡暗，舌苔白，脉沉结。

中医诊断：胸痹心痛病（阳气衰微）。

西医诊断：冠心病，稳定型心绞痛，心律失常，频发室性早搏。

治法：温补阳气，活血通络。

方药：炙甘草汤加减。炙甘草 45g，党参 30g，白术 15g，淫羊藿 15g，葫芦巴 12g，薤白 20g，苏梗 12g，炒山药 20g，柏子仁 15g，酸枣仁 15g，甘松 20g，丹参 12g，何首乌 20g，桂枝 10g，红花 12g，桑寄生 15g，黄芪 40g，泽兰 12g。6 剂，水煎服，1 日 1 剂，分 2 次口服。

嘱：按时服药，畅情志，避风寒，清淡饮食，勿过饱，戒烟酒。

二诊（2019 年 9 月 21 日）：胸闷仍有发作，心悸减轻，足肿消退，动则气短，乏力，怕冷，夜寐不安，夜间有胸闷发作，面白无华，唇紫，语声低怯，舌质淡暗，舌苔白，脉沉结。方药调整如下：炙甘草 20g，太子参 12g，瓜蒌 15g，淫羊藿 15g，葫芦巴 12g，薤白 20g，苏梗 12g，川芎 12g，柏子仁 15g，酸枣仁 15g，甘松 20g，丹参 12g，何首乌 20g，桂枝 10g，红花 12g，桑寄生 15g，黄芪 45g，肉苁蓉 12g，大枣 5 枚，生麦芽 30g。7 剂，水煎服，1 日 1 剂，分 2 次口服。

三诊（2019 年 9 月 28 日）：胸闷偶有发作，活动后心悸气短乏力症状进一步减轻，食欲增加，夜寐尚可，面白无华，舌尖红，苔白，脉沉。方药调整如下：炙甘草 20g，太子参 12g，瓜蒌 15g，淫羊藿 15g，葫芦巴 10g，薤白 15g，苏梗 12g，川芎 12g，玉竹 20g，麦冬 12g，甘松 20g，丹参 12g，何首乌 20g，桂枝 10g，红花 12g，桑寄生 15g，黄芪 45g，菊花 10g，夜交藤 15g，生麦芽 30g。6 剂，水煎服，1 日 1 剂，分 2 次口服。

【按语】

胸痹指以胸部闷痛，甚则胸痛彻背，短气喘息不得卧为主症的一种疾病，本病例以胸阳痹阻为主要病机，病理因素有阴寒、痰浊、瘀血痹阻胸阳，总属标实本虚证，辨证为胸痹证属阳气衰微，故治疗中应用温补阳气，活血通络法。

胸痹的发生与受寒、饮食、情志及年老体虚等因素有关，其发病基础为胸阳不振，病理因素是阴寒、痰浊、瘀血痹阻胸阳。本患者为老年人，肾气已衰，肾阳虚衰不能鼓舞五脏之阳，导致心阳不振，在本虚的基础上又导致气滞血瘀，而使胸阳失运，心脉痹阻，发生胸痹，在辨证时掌握阳虚为本，因虚导致气滞血瘀为标，治疗以温阳为主，兼以活血化瘀。阳气复，气机畅，瘀血除，诸症缓解。

（三）通阳泄浊，化痰宣痹治疗胸痹心痛病

张某，男，56 岁，汉族。2020 年 3 月 17 日就诊。

主诉：反复胸痛 6 年余，加重 1 周。

现病史：患者于 6 年前因劳累后出现胸痛，曾确诊为冠心病，平素间断服用复方丹参滴丸等药物，症状仍时有发作，未重视及进一步治疗。于 1 周前因劳累再次出现心前区疼痛，活动后及夜间尤为明显，伴气短、痰多、倦怠乏力、纳呆，夜眠可，二便无异常，遂来求治。

症见：心前区疼痛时作时止，劳累诱发，伴气短痰多、倦怠乏力、纳呆、舌体胖大边有齿痕，苔白腻，脉滑。吸烟、嗜酒多年。脉搏 84 次 / 分，血压 140/80mmHg，心电图正常。

西医诊断：冠心病，稳定型心绞痛。

中医诊断：胸痹心痛病（痰浊闭阻）。

治法：通阳泄浊，化痰宣痹。

方药：考虑到患者饮食不节，过食肥甘厚味，嗜酒成癖，以致脾胃损伤，运化失司，聚湿生痰，上犯心胸清旷之区，阻遏心阳，胸阳失展，气机不畅，心脉闭阻，而成胸痹。故自拟经验方瓜蒌薤白苏梗汤加减。

佛手 20g，薤白 20g，苏梗 12g，红花 12g，丹参 12g，瓜蒌 10g，郁金 12g，延胡索 12g，川楝子 12g，生牡蛎 20g，川芎 12g，桃仁 12g，生黄芪 30g，夜交藤 15g，酸枣仁 12g，柏子仁 12g，陈皮 12g，甘草 9g。5 剂，水煎分服，1 日 1 剂，分 2 次口服。

西药口服阿托伐他汀钙片 20mg，阿司匹林肠溶片 0.1g，每日 1 次。

嘱：低盐低脂饮食，戒烟戒酒，畅情志，注意休息。

二诊（2020 年 3 月 22 日）：服药后心前区疼痛、气短痰多、倦怠乏力、纳呆等症状明显减轻，舌体胖大，边有齿痕，苔白腻，脉滑。脉搏 82 次/分，血压 142/78mmHg。考虑患者因过食肥甘厚味，脾胃运化失司，聚湿生痰，而见气短痰多，痰湿痹阻心脉，心脉不畅则见心前区疼痛。病机重点在痰浊内阻，为标实证，但其根源在脾胃，健运失司，治疗应着重从健脾胃入手。方药调整如下：佛手 20g，薤白 20g，苏梗 12g，红花 12g，丹参 12g，瓜蒌 10g，郁金 12g，茯苓 12g，白术 12g，生牡蛎 20g，川芎 12g，桃仁 12g，生黄芪 30g，夜交藤 15g，酸枣仁 12g，柏子仁 12g，陈皮 12g，甘草 9g。5 剂，水煎分服，1 日 1 剂，分 2 次口服。余治疗同前。

三诊（2020 年 3 月 27 日）：服药后，诸症悉平，劳累后偶有心前区疼痛等症状。舌质淡，边有齿痕，苔白微腻，脉沉。血压 139/85mmHg。调整方剂如下：佛手 20g，薤白 20g，苏梗 12g，红花 12g，丹参 12g，瓜蒌 10g，郁金 12g，生黄芪 30g，夜交藤 15g，酸枣仁 12g，川芎 12g，桃仁 12g，柏子仁 12g，陈皮 12g，茯苓 15g，白术 10g，山药 20g，甘草 9g。7 剂，水煎分服，1 日 1 剂，分 2 次口服。西药长期服用。

【按语】

本案患者因过食肥甘，贪杯好饮，伤及脾胃，健运失司，湿郁痰滞，留踞心胸。痰性黏腻，易阻阳气，滞血运，造成气虚湿浊痰阻为患。治疗从健脾胃入手，在祛痰的同时，适时应用健脾益气之品，痰化气行，则血亦行。由于痰浊闭阻日久，气血运行不畅，必然产生瘀血，形成痰瘀交阻之证，瘀血为病理产物，又可为继发的病因，所以在胸痹治疗中，辨证施治，加入适当的养血活血之品，莫不随手取效。但对破血攻伐之品，虽有止痛作用，但易伤及正气，应慎用，且不可久用、多用，痛止后须扶正，方可巩固疗效。方中瓜蒌、薤白宣通胸阳、祛痰散结，苏梗行气宽中，丹参、红花、桃仁、川芎养血活血、通经止痛，佛手行气化痰止痛，黄芪补气行血通痹，茯苓、白术、山药健脾益气化痰，酸枣仁、柏子仁、夜交藤养心安神。诸药相伍祛痰而不燥，化瘀而不损，扶正补而不滞，祛邪攻而不伐，共奏祛痰泄浊、化瘀通络、益气扶正之功。

（四）益气养阴，化瘀通络治疗胸痹心痛病

林某，女，65岁，汉族。2019年8月25日就诊。

主诉：反复胸闷，心慌5年余，加重3天。

现病史：患者于5年前因劳累后出现心慌，胸闷，气短，头晕等症状，休息后可自行缓解。此后上述症状时有发作，尤其在上楼梯或劳累后较明显，患者在他院门诊治疗，查心电图提示陈旧性心肌梗死，给予"冠心丹参滴丸10粒，口服，一日3次"，但胸闷、心慌症状时作时止，劳则发作。3天前因劳累后再次出现胸闷不适，心悸，头晕等症状，并出现左肩背放射痛，双上肢阵发抽搐痉挛，为求进一步治疗前来我院门诊。

既往史：既往高血压病史10年余，血压最高达180/110mmHg，长期服用硝苯地平缓释片20mg，1日1次，血压控制尚可。

刻下症：胸闷阵作、因劳累而发，左肩背放射痛，心悸，头晕，失眠，倦怠乏力，自汗，面白无华，口唇发绀，舌质淡暗，舌尖红，舌体胖，边有齿痕，舌苔薄白，脉沉细。血压123/70mmHg，心界不大，心率78次/分。心电图示窦性心律，异常Q波。甘油三酯2.88mmol/L，低密度脂蛋白胆固醇4.08mmol/L。

西医诊断：冠心病，陈旧性心肌梗死，稳定型心绞痛，高血压3级（极高危）。

中医诊断：胸痹心痛病（气阴两虚，心血瘀阻）。

治法：益气养阴，理气化瘀通络。

方药：太子参15g，五味子10g，麦冬20g，生黄芪30g，瓜蒌12g，薤

白 15g, 苏梗 10g, 枳壳 10g, 桔梗 6g, 郁金 10g, 丹参 15g, 红花 12g, 川芎 15g, 当归 12g, 鸡血藤 15g, 甘草 9g。5 剂, 水煎分服, 1 日 1 剂, 分 2 次口服。

西药配合阿司匹林肠溶片 0.1g 口服, 1 次/日; 阿托伐他汀 20mg 口服, 1 次/日; 倍他乐克 12.5mg 口服, 2 次/日; 硝苯地平缓释片 20mg, 1 次/1 日。

嘱: 慎起居, 调饮食, 勿劳累, 畅情志。

二诊 (2019 年 9 月 1 日): 患者诉服药后自觉胸闷、心悸、头晕、左肩背放射痛有所缓解, 出汗较多, 活动时尤甚, 乏力, 睡眠差, 饮食可, 二便调, 舌尖红, 舌体胖边有齿痕, 舌苔薄白, 脉沉细。复查心电图提示陈旧性下壁心肌梗死。因气虚腠理不固, 津液外泄, 见自汗, 活动时耗气, 不能敛津, 汗液自泄。

处方调整如下: 太子参 15g, 黄芪 30g, 麦冬 12g, 五味子 10g, 瓜蒌 10g, 薤白 15g, 苏梗 10g, 黄精 20g, 丹参 20g, 红花 12g, 桑寄生 15g, 茯苓 15g, 浮小麦 30g, 白术 12g, 当归 15g, 甘草 9g。6 剂, 水煎分服, 1 日 1 剂, 分 2 次口服。西药同前。

三诊 (2019 年 9 月 8 日): 患者诉再无胸闷发作, 无心悸、头晕, 出汗较前明显减少, 乏力明显减轻, 面白有华, 睡眠可, 饮食可, 二便调。舌质淡, 舌体胖, 苔薄白, 脉沉细。因患者年老; 肾气逐渐衰退, 气血阴阳的亏虚, 根本在于肾虚, 故在症状缓解后酌加补肾之品。

处方调整如下: 太子参 15g, 黄芪 30g, 麦冬 12g, 五味子 10g, 丹参 20g, 红花 12g, 桑寄生 15g, 茯苓 15g, 浮小麦 30g, 白术 12g, 当归 15g, 白芍 10g, 枸杞子 15g, 生地黄 15g, 黄精 20g, 甘草 9g。7 剂, 水煎分服, 1 日 1 剂, 分 2 次口服。西药治疗同前。

【按语】

老年且久病者, 气阴耗伤, 气虚而滞, 心血瘀阻, 胸痹心痛者常出现胸闷阵作, 劳则耗气, 见劳则发作, 气阴不足, 心失所养见心悸失眠; 气虚不能充养常见头晕、神疲乏力、面白少华。口唇发绀, 舌质暗亦为常见血瘀之象；气阴耗伤，血行不畅，筋脉失养可见肢体抽搐痉挛；舌质淡，舌体胖，边有齿痕，舌苔薄白，脉沉细等为气虚之象，治疗当以益气养阴、理气化瘀通络为法。

本案例病机为本虚标实，临床治疗上应以通为补，通补结合为治则。该病例治疗中通法应用了宣痹通阳及活血化瘀法，补法根据病情以气阴双补，补气为重。且活血化瘀选用丹参、鸡血藤、当归、红花、川芎等养血活血之品。患者年老，肾气逐渐衰退，疾病中气血阴阳脏腑的亏虚，根本在于肾虚。病情缓解后酌加补肾之品以固本。二诊时加入黄精、桑寄生益气补肾。三诊时加用生地黄、枸杞子、白芍滋肾阴。方中太子参、黄芪、白术、茯苓、甘草健脾益气，以助气血生化之源；麦冬、当归、白芍，滋养阴血；五味子养心安神，丹参、红花活血通络，桑寄生补肾气，浮小麦敛汗。

（五）疏肝理气，活血通络法治疗胸痹心痛病

安某，女，56岁，汉族。2020年11月9日就诊。

主诉：反复发作性胸闷1个月。

现病史：患者主诉于1个月前因家庭琐事生气后出现胸前区闷痛不适，闷重于痛，气短，善太息，手抖，每2～3天发作一次，每次发作持续约10分钟，与情绪、劳累密切相关，间断服用速效救心丸或复方丹参滴丸可缓解。

刻下症：胸闷痛阵作，闷重于痛，部位不定，与情绪、劳累密切相关，伴手抖、胁肋胀闷、失眠、多梦、气短疲乏，舌淡，苔白，脉弦细。血压118/68 mmHg，心率53次/分。既往体健。查心电图提示窦性心动过缓，S-T段改变。

西医诊断：冠心病，稳定型心绞痛。

中医诊断：胸痹心痛病（肝郁气滞）。

治法：疏肝理气，活血通络。

方药：柴胡疏肝散加减。柴胡15g，郁金12g，白芍30g，生龙骨30g，生牡蛎30g，酸枣仁12g，柏子仁12g，当归10g，枳壳10g，川芎12g，鸡

血藤 30g，瓜蒌 15g，薤白 15g，紫苏梗 12g，红花 12g，桔梗 6g，甘草 6g。5 剂，水煎分服，1 日 1 剂，分 2 次口服。

嘱：畅情志，调饮食，勿劳累。

二诊（2020 年 11 月 15 日）：患者诉胸闷气短、胁肋胀闷、手抖等症状减轻，自觉手足心热，失眠多梦，夜间盗汗，口干口苦，头昏、神疲乏力，舌质淡，苔薄黄，脉弦细。调整方药如下：柴胡 15g，郁金 12g，鳖甲 12g，地骨皮 15g，青蒿 12g，牡丹皮 15g，酸枣仁 15g，柏子仁 15g，生牡蛎 30g，川芎 12g，红花 12g，瓜蒌 15g，薤白 15g，紫苏梗 12g，白芍 20g，甘草 6g。7 剂，水煎分服，1 日 1 剂，分 2 次口服。

三诊（2020 年 11 月 22 日）：患者诉胸闷无发作，气短、胁肋胀闷、手抖等症状完全消失，目前自觉睡眠有所改善，但仍有盗汗、口干、乏力等症状，舌质淡，苔薄白，脉弦细。中医诊断为胸痹心痛病阴虚火旺证，治法：滋阴降火，活血通络。方药不变，继服 5 剂。

【按语】

《薛氏医案》认为肝气通于心气，肝气滞则心气乏，从主症胸部闷痛，闷重于痛，部位不定，伴胁肋胀闷，手抖（与情志有关），可知本案为肝气郁滞，而致血脉不畅，心脉痹阻。辨证时把握胸痛的性质为闷痛，兼有胁胀且与情志有关。治宜疏肝理气，活血通络。

胸痹指胸闷痛，甚则胸痛彻背，短气喘息不得平卧的一种疾病，本患者因生气动怒伤肝，肝失条达，气失疏泄，而致肝气郁结，气机不畅，气滞血瘀，心脉痹阻见胸闷、胁肋胀闷，情绪变化及劳累使症状发作；气滞血行不畅，筋脉失养见手抖；肝失疏泄，心失所养见失眠多梦；舌淡苔白、脉弦细为肝气郁滞之象。初诊方中柴胡、郁金疏肝理气解郁；柴胡、枳壳相配，一升一降，调畅气机；枳壳配桔梗宽胸理气；郁金既疏肝行气以解郁，又活血祛瘀以止痛；瓜蒌、薤白、紫苏梗通阳宽胸理气，配以红花、川芎、当归活血而助调气；龙骨、牡蛎、酸枣仁、柏子仁养心安神；白芍、甘草缓急止痛。全方疏肝理气、活血通络止痛。二诊在疏肝解郁基础上重在养阴清虚热，加以牡丹皮、地骨皮、青蒿、鳖甲养阴清虚热；柴胡、郁金疏肝理气解

郁，瓜蒌、薤白、紫苏梗宽胸理气，红花、川芎活血通络；酸枣仁、柏子
仁、牡蛎敛汗养心安神，使肝气舒，虚热除。三诊治疗有效守方即用，巩固
疗效。

（六）活血化瘀，通脉止痛法治疗胸痹心痛病

张某，男，86岁，汉族。于2019年5月15日首诊。

主诉：间断胸闷、气短10年余，加重1天。

现病史：患者诉于10年前无明显诱因出现胸闷、气短，持续半小时不
缓解，在省中医院就诊，诊断急性心肌梗死，住院治疗后好转出院（具体不
详），此后胸闷、气短仍间断发作，每遇情绪激动、受凉、劳累及活动后出
现，每次持续5～10分钟，含服消心痛可缓解，平时坚持服冠心丹参滴丸、
消心痛等药物，症状每3～5天出现一次，无明显胸痛，无肩背部及下颌部
放射痛。1天前劳累后再次出现左侧胸部针刺样痛，向左肩部放射，持续约
10秒自行缓解，但伴胸闷、气短，持续不缓解，前来求治。

既往史：既往有高血压病史20余年，血压最高180/100mmHg，近期服
用硝苯地平缓释片20mg，每晚1片；有脑出血病史5年。

刻下症：胸痛如针刺，痛有定处，痛引左侧肩背，胸闷气短，心悸，动
则加剧，乏力，睡眠差，饮食可，二便调，舌质紫暗，苔薄白，脉涩。脉搏
62次/分，血压160/90mmHg，查心肌酶指标未见明显异常，心电图示窦性
心律，陈旧性前间壁心肌梗死，ST-T改变。

西医诊断：①冠心病，陈旧性前间壁心肌梗死，不稳定型心绞痛。②高
血压病3级，极高危。③脑出血后遗症期。

中医诊断：胸痹心痛病（心气亏虚，瘀血痹阻）。

治法：活血化瘀，通脉止痛。

方药：桃红四物汤加减。当归12g，赤芍15g，川芎15g，桃仁15g，红
花15g，柴胡10g，桔梗15g，枳壳12g，牛膝20g，生地黄20g，郁金10g，
延胡索10g，瓜蒌12g，薤白15g，苏梗10g，甘草6g，三七粉3g（冲服）。5
剂，水煎分服，1日1剂，分2次口服。西药配合口服阿司匹林肠溶片0.1g，

每日 1 次；阿托伐他汀 20mg，每晚 1 次；硝苯地平缓释片 20mg，每日 1 次；替米沙坦 40mg，每日 1 次。

嘱：畅情志，调饮食，勿劳累，慎起居。

二诊（2019 年 5 月 21 日）：服药后无胸痛发作，胸闷气短心悸，动则加剧，腰酸疲乏，失眠，舌质紫暗，苔薄白，脉涩。因心气不足，阳气失宣，气血运行不畅，故胸闷气短。动则耗气，诸症益甚。气虚心失所养，则心中动悸。方药调整如下：黄芪 30g，当归 12g，赤芍 15g，川芎 15g，桃仁 15g，红花 15g，柴胡 10g，桔梗 15g，枳壳 12g，牛膝 20g，生地黄 20g，桑寄生 15g，瓜蒌 12g，薤白 15g，苏梗 10g，枣仁 20g，柏子仁 15g，甘草 6g，三七粉 3g（冲服）。5 剂，水煎分服，1 日 1 剂，分 2 次口服。西药同前。

三诊（2019 年 5 月 28 日）：患者诉活动后仍有胸闷气短，疲乏腰酸，失眠，食少纳呆，夜尿频，舌质紫暗，苔薄白，脉缓。在邪气衰落后培补正气，扶正固本。气虚日久用补气药时，稍加温阳之品以助气的化生。方药调整如下：黄芪 30g，当归 12g，赤芍 15g，川芎 15g，桃仁 15g，红花 15g，瓜蒌 12g，薤白 15g，苏梗 10g，柴胡 10g，桔梗 15g，枳壳 12g，牛膝 20g，生地黄 20g，桑寄生 15g，三七粉 3g（冲服），酸枣仁 20g，柏子仁 15g，淫羊藿 12g，甘草 6g。7 剂，水煎，1 日 1 剂，分 2 次口服。西药治疗方案不变。

【按语】

胸痹的发生多与寒邪内侵、饮食不当、情志不调、年老体虚有关。寒凝、痰浊、气滞、血瘀均可导致胸阳失运、心脉痹阻，以成胸痹。《医门法律》曰："胸痹心痛，然总因阳虚，故阴得乘之。"胸属阳位，为清旷之域，宜畅达不宜壅滞。胸痹心痛的病机为正气亏虚，心脉失养，痰浊内生，血行瘀滞，痰瘀阻络，心脉痹阻，不通而痛。在正气亏虚的基础上，遇有各种诱因，致使阴寒、痰浊、瘀血等邪内聚，阳虚阴乘，心脉痹阻，不通则痛，使胸痹心痛发作或加重。治疗则以益气活血通络法为主。

该患者久病体衰，气虚无以行血，血行瘀滞，瘀血阻滞心脉，络道不通，心脉痹阻，发生胸痹，本病例病程较长，正气亏虚严重，胸闷胸痛频发，逐渐加重，持续不止，预后不佳。通痹补虚为基本治则，采用益气活血通络法。在胸痹发作时，邪势颇盛，先治其标，待邪衰后，再培补正气，扶正固本。本案胸痹为瘀血痹阻型，因久病气虚，血行不畅，瘀阻脉络，心脉痹阻而致，病本为气虚，血瘀为标实。本病例病程较长，正气亏虚严重，胸闷胸痛频发，逐渐加重，持续不止，由于气虚日久，用补气药时宜稍助温阳之品，方中应用了淫羊藿、桑寄生等以助气的化生。益气活血通络，使得心气复，血行畅，通则不痛，胸痹缓解。

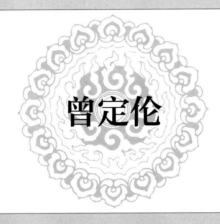

曾定伦

一、医家简介

曾定伦，1947年12月生于重庆市北碚区，主任中医师，成都中医药大学博士研究生导师，重庆市名中医，国家中医药管理局名医工作室指导老师。曾担任两届中华中医药学会理事，中华中医药学会急诊分会常务委员，中华中医药学会仲景学说分会委员，重庆市中医药学会副会长，重庆市中医药学会管理专委会主任委员，重庆市中医药学会仲景专委会副主任委员，重庆市政府保健医生。1992年、2004年两次被评为"全国卫生系统先进个人"，2003年被重庆市政府评为"发展中医先进个人"，2005年获"重庆市名中医"称号，2012年被国家中医药管理局批准为第五批全国老中医药专家学术经验继承工作指导老师，2013年被成都中医药大学聘为博士研究生导师。

曾定伦教授长期从事临床工作，擅长诊治中医内科常见病、多发病和疑难危重病，尤为擅长对呼吸系统、消化系统和心脑血管系统疾病的诊治，具有丰富的临床经验和显著的疗效，在患者中享有很高的声誉。研制"十味降脂片"和"中风一号"，临床运用取得显著疗效，他主编了学术专著《重庆中医优势病种》1部，并作为副主编、编委先后参编《重庆中医急诊55年》《中医精华浅说》《方药妙用》《巴渝名医证治心悟》等学术著作5部。发表学术论文30余篇，获得国家专利2项，取得重庆市中医药科技成果8项，其中6项分别获重庆市卫生局（市中医管理局）科技成果二等奖、三等奖。曾担任成都中医药大学中医大专班的兼职教师，主讲伤寒论、金匮要略、方剂学和中医内科学等课程。

二、学术观点

（一）《金匮要略》胸痹"阳微阴弦"探微

冠心病心绞痛是威胁我国人民健康并造成我国居民死亡原因前三位的重

大疾病，是在冠状动脉粥样硬化、冠状动脉狭窄的基础上发生冠状动脉供血不足、心肌急性缺血缺氧引起的临床综合征，属于中医学"胸痹""心痛"范畴。关于"胸痹心痛"的中医病机，张仲景在《金匮要略·胸痹心痛短气病脉证治》中提出："师曰：夫脉当取太过不及，阳微阴弦，即胸痹而痛，所以然者，责其极虚也。今阳虚知在上焦，所以胸痹、心痛者，以其阴弦故也。"《金匮要略》是仲景以中医整体观为指导，脏腑辨证为理论核心，认识、诊断、治疗和预防内科杂病的专著。该书中提出的"阳微阴弦"病机理论是对胸痹心痛病机的高度概括，对后世胸痹心痛病辨治具有重要的理论价值和深远的临床意义。"阳微阴弦"，《金匮要略》言简意赅，但仲景以脉释病，文义深奥，后世历代医家对其多有研究阐释，曾定伦教授结合自身临床实践，认为需要对胸痹"阳微阴弦"的中医病机重新理解，提出"阳微非必然，阴弦是主因"的观点，以"痰、瘀"立论，主张着眼"痹"字，以"邪实痹阻心脉，不通则痛"为基本病机，立足化痰浊、通血瘀辨治胸痹。

1. 阳微阴弦的脉学意义

以脉部寸尺分阴阳。《难经·三难》云："关之前者，阳之动也。""关以后者，阴之动也。"明言以切脉部位不同，前寸后尺分阴阳。王叔和《脉经》言："寸主射上焦，尺主射下焦。"吴谦在《医宗金鉴·订正金匮要略注》释之："脉太过则病，不及亦病，故脉当取太过不及而候病也。阳微，寸口脉微也，阳得阴脉为阳不及，上焦阳虚也；阴弦，尺中脉弦也，阴得阴脉为阴太过，下焦阴实也。"对"阳微阴弦"的脉学意义，仲景在《金匮要略·胸痹心痛短气病脉证治》有自释："胸痹之病，喘息咳唾，胸背痛，短气，寸口脉沉而迟，关上小紧数。"可见"阳微"者"寸口脉沉而迟"，"阴弦"者"关上脉小紧数"，提示寸口以部位分"阴阳"的脉学意义。

2. 阳微阴弦的病机学意义

曾定伦教授认为，张仲景在《金匮要略》中论述内科杂病诊治最大的特点是以脉释机，即通过对患者脉象的描述来反映疾病正邪、寒热、虚实的病机特点。胸痹"阳微阴弦"代表的病机正如《医宗金鉴》所云"凡阴实之邪，皆得以上乘阳虚之胸，所以病胸痹心痛。"近贤刘渡舟在《金匮要略诠解》中云："本条论述胸痹心痛之病皆由虚处容邪，可从其脉象而溯其病源。由于胸中阳气不振，卫气不行，故关前之寸脉微；微为阳微，谓阳气之不及。若寸脉与尺脉相比，而关后之阴脉则见弦，弦为阴脉，谓阴气之太过。于是，阴邪乘于阳位，即胸痹而痛……此证责其上焦阳气极虚，虚则无以为胜邪之本，然究其所以胸痹心痛者，以其阴中之弦，阴中之寒邪乘上焦之虚而为痹痛，是虚为致邪之因，而弦则是邪客之象也。"可见"上焦心阳虚衰，下焦阴寒上乘"是仲景及历代医家公认的胸痹病机。

曾定伦教授认为要明确"阳微阴弦"所阐述的病机，需要仔细揣摩《金匮要略·胸痹心痛短气病脉证治》的原文。该篇第一条"阳微阴弦，即胸痹而痛""所以然者"后为仲景自释"责其极虚也""所以胸痹心痛者，以其阴弦故也"。从该条可知"阴弦"是导致胸痹心痛的主要原因，而"上焦阳虚之阳微"，曾定伦教授认为非胸痹之根本病机，因为仲景紧跟着在该篇第二条说"平人无寒热，短气不足以息者，实也"。与上条"责其极虚也"相对而列，是在告诉我们，胸痹心痛是"心阳虚者"和"心阳不虚者"都可患的疾病。紧接着第三条"胸痹之病，喘息咳唾，胸背痛，短气，寸口脉沉迟，关上小紧数"，紧数即弦，《金匮要略·腹满寒疝宿食病脉证治》曰："其脉数而紧，乃弦，状如弓弦。"体现脉紧急、躁动之象，反映体内寒凝、痰浊邪气内盛。如果说"小紧数"是"弦"脉的互词的话，那么"沉迟"就是"微"脉的互词。"沉"指脉位主里，"迟"言脉律主寒，"沉迟"脉主里寒证，应该包括里实寒和里虚寒，非独虚证，可见心阳虚衰不是胸痹心痛的根本病机。上溯《黄帝内经》，胸痹心痛病机也只是"邪盛内实，心阳不展，心脉不通而为痛"。《素问·举痛论》云："五脏卒痛，何气使然……经脉流行不止，环周不休，寒气入经而稽迟，泣而不行，客于脉外则血少，客于脉中则气不通，故卒然而痛。"《素问·调经论》曰："寒气积于胸中而不泻，不泻则温气去，寒独留，则血凝泣，凝则脉不通，其脉盛大以涩，故中寒。"《素问·痹论》指出："心痹者，脉不通。"喻嘉言云："胸中阳气，如离照当空，旷然无外，设地气一上则窒息有加，故知胸痹者，阴气上逆之候也。"所以曾定伦教授提出《金匮要略·胸痹心痛短气病脉证治》中"阳微阴弦"一词，在对胸痹心痛病机理解上当看作训诂学上的偏义复词，意义主在"阴弦"上，而该病的根本病机是寒邪、痰浊、瘀血等痹阻心胸，不通则痛。他推崇金寿山老先生的观点：须知《金匮要略》论脉，不过是借脉来说明病机，阳微是指上焦阳虚，阴弦是指阴邪之盛。典型的脉象当然是既见微脉又见弦脉，也可以微脉和弦脉都不出现。只要根据四诊合参，诊断是胸痹，在病机上就可以称它是胸阳不宣或清阳失旷而致阴（邪）乘阳位。

3. 阳微阴弦的临床治疗学意义

医圣仲景在《金匮要略》中创立了以脏腑为中心的杂病理法方药辨证论治体系。病机是指导立法则、处方药的依据，曾定伦教授认为"阳微阴弦"的病机可以从仲景在《金匮要略·胸痹心痛短气病脉证治》列出的十首方剂中推导出来。本篇中仲景所创之"瓜蒌薤白白酒汤"，方中瓜蒌实《本草纲目》云"润肺燥，降火……涤痰结"，功能清热化痰，宽胸散结。薤白辛温，《本草纲目》言"治……胸痹刺痛，下气散血"，《本草求真》言"薤，味辛则散，散则能使在上寒滞立消；味苦则降，降则能使在下寒滞立下；气温则散，散则能使在中寒滞立除"。白酒味辛性热，《汤液本草》云："能行诸经不止……可以通行一身之表，至极高份。"三药中薤白、白酒辛温（热）走散，能祛寒邪而通达闭郁（阻）之心阳，可下气、耗气，非温补心气心阳，瓜蒌实化痰结以宽胸，故本方能通心阳、散痰结而止胸痹痛。而接下来四、五条瓜蒌薤白类方，仲景加半夏、桂枝、枳实，均主在加强化痰散结、下气除满之功，主要治疗因寒凝气滞而胸阳痹阻之胸痹痛证。在第五条中给出枳实薤白桂枝汤后，仲景云"人参汤亦主之"，给出温补心脾之人参汤，意在提醒后学：除"痰浊中阻，气结胸中"可致胸痹心痛外，还有心气不足，心阳不振亦可致该病，此为胸痹心痛之虚证，不可服瓜蒌薤白诸方，恐辛散之品再耗虚衰之心阳。其后六条茯苓杏仁甘草汤、橘皮枳实生姜汤、桂枝生姜枳实汤均为治疗寒饮上逆、内痹胸（心）阳之胸痹心痛证。《金匮要略·胸痹心痛短气病脉证治》言："胸痹缓急者，薏苡附子散主之。"后世医家对薏苡附子散所治胸痹心痛主症争议颇大，曾定伦教授认为，"缓急"仍是偏义复词，主要词义在"急"上，而薏苡附子散是治疗胸痹心痛急性发作的"急救药物"，方中用"大附子十枚"并采用"散剂"的剂型是为便于携带服用，起到急救的作用。而第九条所列赤石脂丸、九痛丸主要是为治疗阴寒极盛，痛势剧烈的胸痹心痛而设。纵观《金匮要略·胸痹心痛短气病脉证治》所列十首方，除人参汤外均以通阳散寒、化痰通脉、止痛为主，故可知"阳微阴弦"胸痹病机，仲景所指应为"邪盛内蕴，心阳（脉）痹阻，不通则痛"。如周扬俊《金匮玉函经二注》云："痹者，痞闷而不通也。经云通则不痛，故唯痛为痹。"近贤陈可冀院士倡活血化瘀法治疗冠心病也宗此论。

（二）立足"痰"和"瘀"治疗胸痹

曾定伦教授认为中医辨治疾病，重在明理，理明则法立，法立则方药出，《黄帝内经》云"审察病机，无失气宜""谨守病机，各司其属"即是明理之道。关于胸痹病之基本病机，他主张胸痹心痛者，（心脉）闭而不通而为痹，推崇金寿山《金匮诠释》中的观点，"阳微阴弦……脉的浮沉尺寸，都不是要害问题。须知《金匮》论脉，不过是借脉来说明病机。（胸痹）典型的脉象当然是既见微脉，又见弦脉，也可以微脉和弦脉都不出现。只要根据四诊合参，诊断是胸痹，在病机上就可以称它是'胸阳不宣'或'清阳失旷'而致'阴乘阳位'而成胸痹"。曾定伦教授主张对历代医家用"心阳虚，心脉痹"之本虚标实病机解释仲景"阳微阴弦"的理论提出商榷，认为胸痹病中医的根本病机应简化为"心脉痹"，而心阳虚之本虚证仅是胸痹心痛病的一个证型而已，临床疾病根据患者体质、病程之不同均有虚实之分，胸痹亦是如此，有心气虚、心阳虚者，有心阴虚、心血虚者，亦有形体壮实、心阴阳俱不虚者，但其之所以发病均为有形实邪痹阻心脉，不通则痛。据此曾定伦教授在临床治疗胸痹心痛病中，主张着眼"痹"字，以"邪实痹阻心脉，不通则痛"为基本病机，立足痰浊、血瘀辨治胸痹，取得较好临床疗效。

三、临床特色

（一）治疗冠心病的大法

1. 立足"痰瘀"治胸痹心痛

（1）立足"痰瘀"治胸痹心痛的源流：早在《金匮要略》中就有胸痹治疗从痰瘀立论的记载，如瓜蒌薤白汤、瓜蒌薤白半夏汤等经方，为化痰通络治疗胸痹奠定了基础。唐代孙思邈在《千金方》中有"胸中逆气，心痛彻背，少气不得食"的记载，方选前胡汤。宋代《太平圣惠方》载"胸痹疼痛，痰逆于胸，心膈不利"。进一步阐述了痰浊在胸痹治疗中的理论依据。《黄帝内经》言"血实宜决之""心痹者，脉不通"，开创了瘀血在胸痹中的病理作用。晋代葛洪在《肘后备急方》中使用活血化瘀药治疗卒心痛，创立了活血化瘀的治法。直至清代，对瘀血立论的发展更为深入，如王清任《医林改错》言"突然胸痛，前方皆不应，用血府逐瘀汤一剂痛立止"，创立了经典名方血府逐瘀汤。唐容川《血证论》言"心病血，急宜去瘀为要"，使瘀血论在中医学中占据了重要的地位。后世医家不断继承发展，对活血化瘀法进行了深入系统的研究，并根据气血之间的生理关系——气为血之帅，血为气之母，气行则血行确立了二者之间的病理关系——气滞血瘀，气虚血瘀，从而确立了治疗胸痹心痛的方法是活血化瘀。综上所述，胸痹从痰瘀论治起源于汉代，发展于晋唐宋时期，深入于明清时期。

（2）"痰瘀"致胸痹的病因病机：曾定伦教授认为，痰浊、瘀血、水饮等与冠心病发病密切相关，而痰瘀互结形成的病理产物"脂膏"是导致胸痹发生最重要的物质基础。

①受纳过剩，内伤饮食：但凡暴饮暴食、嗜肥甘厚味、饮食不节者，一则营养过剩，水谷精微在体内蓄积成为膏脂；二则受纳过多，脾失健运，不能布散水谷精微，致使痰浊凝聚。如《灵枢·阴阳清浊》曰："浊者其气涩。"致血行不畅，血脉不利，形成瘀滞状态；"血不利则为水"，痰湿由生，即

《脉因证治》谓"津液凝浊，生痰不生血"，《景岳全书》亦言"气血浊逆，津液不清，熏蒸成聚而变为痰"，痰浊阻络，血行涩滞，故生脂膏。

②先天禀赋：诊治患者中有肥胖脂膏者、亦有非肥胖脂膏者。《灵枢·天年》有云："人之始生……以母为基，以父为楯。"《妇人大全良方》有云："妇少母老，产女必羸；母壮父衰，生男必弱。"有一部分患者体型正常或偏瘦，在检查血脂时发现有高脂血症，对于此类非肥胖脂膏者多有家族史。而对于肥人脂膏，《灵枢·逆顺肥瘦》云："广肩腋项，肉薄厚皮而黑色，唇临临然，其血黑以浊，其气涩以迟。"《丹溪心法》认为肥人多痰湿，临证脂膏多见于"肥贵人"，或因体质因素、食欲过旺、脾运不及，致脂膏痰浊堆积，或因生活习惯、饮食偏好、过食肥甘，痰湿壅结，或久居湿地、湿热外袭、痰浊内结，形成膏脂。

③久病体虚、脏腑功能失调：久病耗伤气血阴阳、脏腑功能失调，正气难以恢复，加之病后失于调养，气血运行不畅，气滞血涩，气虚血瘀，血行瘀滞，水湿停聚，痰浊内生，瘀血、痰浊最终形成脂膏。故《医宗必读》有云："夫人之虚，不属于气，即属于血，五脏六腑，莫能外焉。而独举脾肾者，水为万物之元，土为万物之母，二脏安和，一身皆治，百疾不生。"脾胃失运，肾气不足，则一身水饮无制，痰浊、水饮即成，必成脂膏。

④情志失调：原本肝旺，情志不遂，易怒思悲，欢喜无常，久则肝胆失于疏泄，气机郁滞，气不布津，凝而成痰，瘀血和痰浊互结，形成脂膏，如《类证治裁》所云："七情内伤起之郁，始而伤气，继必及血。"

综上所述，脾胃失运，脂浊淤积，气行不畅，血行瘀滞，肺失制节，肝失疏泄，阴虚火旺，煎熬津液，痰浊、瘀血、水饮和湿热互结，日久形成脂浊。血中脂浊太多，痰浊瘀血阻滞，血液运行缓慢，一部分沉淀在血管壁上而产生瘀斑，易致血脉闭阻不通，发为胸痹。针对胸痹心痛的病机特点，曾定伦教授在临床治疗中主张着眼"痹"字，以"邪实痹阻心脉，不通则痛"为基本病机，立足痰浊、血瘀辨治胸痹，取得了较好的临床疗效。

2. 理气止痛治疗胸痹心痛

胸痹一证，总系痰浊、瘀血、寒凝等"标实"壅遏于心脉，血脉不通则痛。轻者胸部闷痛，重者胸痛彻背。其病邪皆可因脏腑气机升降失常而生。脏腑气机升降失常为胸痹心痛病机之关键，或见于肺气郁忿，心气壅滞；或见于脾胃失序，清浊相干；或见于肝失疏泄，血脉瘀滞；或见于心肾失交，阳微寒滞，皆可致心血瘀滞，而发胸痹。故立足于脏腑生理特性，结合气机升降特点，顺其调之，气血调而五脏安，心血畅则痹痛除。

（1）益肺气：加强肺的输布功能，将脾气输入脉中的水谷精微布散至全身各个脏器和组织器官，方选参苓白术散加减。

（2）理脾气：通过增强脾胃的功能，加强脾的运化，增强脾的转输功能，将胃腐熟的精微物质转输至血脉，而将脂浊下输大肠，传为糟粕。曾定伦教授云"脾为中土，坐居中央，执中央以运四旁，治脾以安五脏，治脾制脂膏"，临证多选六君子汤、参苓白术散、五苓散、苓桂术甘汤等化裁，脾气虚为主者多予黄芪、党参、太子参、白术、陈皮等健脾益气，痰湿重者加猪苓、茯苓、泽泻、苍术、白术、薏苡仁、车前子利水渗湿，加法半夏、竹茹、胆南星、枳实、瓜蒌仁、浙贝母等化痰消脂；常加砂仁、鸡内金、焦三仙理气健胃和中。

（3）疏肝气：加强肝脏的疏泄功能，肝气疏泄功能正常，发挥正常的藏血功能，不致血中的脂浊郁结于肝脏。曾定伦教授赞同"气血冲和，万病不生，一有怫郁，诸病生焉"的说法，肝为刚脏，主疏泄，肝主疏泄功能正常，则气机的运行正常，气血调和，经脉通利。一方面可使脾胃升降有序，运化有度；另一方面胆汁的分泌排泄正常，有助于饮食物的消化吸收，从而推动脾胃的运化。反之，由于情志不遂，肝失疏泄，气机郁滞，气滞则血瘀，气滞则水停，气血津液运行失常，继而为痰、为饮、为瘀，进而发展为脂膏治以疏肝解郁，理气健脾，活血降脂，药用二明（石决明、草决明）、丹栀逍遥散、疏肝散、逍遥散等化裁。

（4）补肾气：加强肾脏的滋养，使肾气充足，使五脏六腑的功能受到肾脏的滋养，从而保证血脉的正常运行，保证水谷精微的正常输布；肾为先天之本，藏精主水，本证可见久病、年老体虚、先天禀赋不足者。水液的代谢有赖于肾阳的蒸腾气化，久病劳欲，有损肾气，肾失蒸化，开阖不利，水邪壅阻，脉络不利，水停血滞，瘀血水饮互结，形成脂膏。如《医门法律》云："肾者，胃之关也，肾司开阖，肾气从阳则开，阳太盛则关门大开，水直下而为消，肾气从阴则阖，阴太盛则关门常阖，水不通为肿。"曾定伦教授临证常以温肾助阳、化气利水、祛瘀消脂。拟方金匮肾气丸、附子汤、真武汤、右归丸化裁，他认为肾司一身阴阳，故温肾阳的同时，必佐以滋肾阴之品，如《景岳全书》云"善补阳者，于阴中求阳，则阳得阴助而生化无穷；善补阴者，必于阳中求阴，则阴得阳升而泉源不竭"。另治肾阳虚者忌用寒凉、辛散，宜用甘温助阳之品，使沉寒散而阳纲振，取"益火之源、以消阴翳"之意，酌情加血肉有情之品。滋肾阴则加龟板、阿胶、鳖甲、枸杞子，助肾阳则用鹿角霜、紫河车等；同时兼护中焦脾胃，常加鸡内金、砂仁、陈皮、木香等理气运脾之品；若阴阳偏衰不显者，当用女贞子、旱莲草、杜仲、川续断、桑寄生、茺蔚子等平补肾气。

曾定伦教授提出冠心病临床上大多病程日久，久病多痰、多瘀、多虚，故当虚实兼顾，要化痰行瘀，理气止痛，需加强心脏的调养，使心阴心阳平衡，心主血脉的功能正常，血流顺畅，不至于瘀滞，心火独亢，煎熬血液至瘀。气滞则血瘀，血行不畅，瘀血内停，与痰浊互结，发为胸痹。当治以活血祛瘀，行气散结，方用凉血四物汤、血府逐瘀汤、桃红四物汤化裁。气滞明显者，加青皮、郁金、香附、沉香、降香、莱菔子、陈皮、厚朴、枳实等。

（二）治疗冠心病的用药特点与核心方药

1. 活血化瘀药治疗冠心病

曾定伦教授指出，冠心病的发生与发展始终属于虚实夹杂，只不过正邪力量存在动态变化而已。正虚包括气虚、阳虚、阴虚、血虚，邪实包含气滞、寒凝、痰浊、血瘀。即使无明显症状，舌脉正常，缺乏宏观辨证依据，只要有冠状动脉狭窄或阻塞或痉挛导致的心肌缺血缺氧病理改变，局部虚实夹杂之气虚、痰瘀络阻就是存在的。痰瘀络阻影响气机之通畅，且冠心病乃心身疾病，与情志不畅、肝气郁结紧密相关，故存在轻重不一的气滞。其病位在心，涉及肝、肺、脾、肾等脏，病机主要为心脉痹阻、心失所养。活血化瘀是冠心病重要治法之一，气虚血瘀或气滞血瘀是冠心病心绞痛发作的主要原因。因此，曾定伦教授多选用红花、当归、桃仁、香附、延胡索、赤芍、川芎、乳香、丹参等活血养血、化瘀通络之品，以使瘀血得除，经脉得通。

2. 化痰除湿药治疗冠心病

《金匮要略》云："阳微阴弦，即胸痹而痛，所以然者，责其极虚也，今阳虚知在上焦，所以胸痹、心痛者，以其阴弦故也。"纵观古今文献，诸多医家对胸痹病因病机多有论述，然其病因根本归结于气血阴阳俱虚，气滞、寒凝、痰浊、血瘀、热毒等；病机为本虚标实，即脾肾虚损，心失所养，痰瘀互结。冠心病发病与动脉粥样硬化关系密切，若能推迟动脉粥样硬化的发生发展，便可防治冠心病，符合"治病求本"的治疗原则。动脉粥样硬化主要是动脉内膜发生病变，病理因素为气滞、血瘀、痰浊。故曾定伦教授常用党参、茯苓、白术、甘草等健脾除湿；鳖甲、海藻、当归、丹参、白芍、夏枯草等软坚散结，涤痰浊。

3. 善用虫药治疗冠心病

曾定伦教授临床喜用蜈蚣、全蝎、地龙、土鳖虫等虫药治疗冠心病，现代药理研究证实，水蛭、土鳖虫具有抗血栓形成、溶解血栓的作用，并能降脂抗凝、降低血小板聚集和黏附、防治动脉硬化；全蝎和蜈蚣搜风通络，可明显增加血液中扩血管因子血清一氧化氮含量，降低血液中缩血管因子血清内皮素水平，从而通过改善血管内皮功能达到解除冠状动脉痉挛的目的。

四、验案精选

（一）立足"痰、瘀、虚"治疗胸痹心痛

谭某，男性，51岁。2017年10月18日初诊。

主诉：反复左胸憋闷、隐痛3个月。

现病史：患者近3个月来左胸闷痛反复发作，劳累后加重，形体肥胖，

既往血脂轻度偏高。

刻下症：左胸部憋闷，隐痛，心悸，与体力活动无明显关系，左上肢乏力，大便不畅，纳眠可，小便调，舌红偏紫，苔薄稍滑，脉弦细。

中医诊断：胸痹心痛（痰热内蕴，经络不通）。

治法：行气化痰，活血通脉。

方药：瓜蒌薤白半夏汤加减。瓜蒌仁12g，薤白12g，枳壳12g，厚朴10g，法半夏10g，黄连6g，黄芩12g，砂仁6g（后下），桃仁10g，当归6g，生地黄20g，赤芍20g，降香12g，川芎12g，桑枝30g，火麻仁30g，川牛膝20g，伸筋草30g，乳香6g，没药6g，五灵脂10g，木香10g。6剂，水煎服，每日1剂。

嘱其调畅情志，按时作息，每晚不晚于23时睡觉，减少油腻、辛辣饮食物的摄入。

二诊（2017年11月1日）：患者服药后心胸憋闷、隐痛、左上肢无力明显好转，仍时有心悸，乏力气短，舌红稍暗，苔薄，脉弦细。

中医辨证：痰凝得开，经络稍通，心脉欠畅，心气稍虚。

治疗法则：活血通脉，益气建中。

方药：桃红四物汤加减。丹参15g，赤芍20g，红花6g，川芎10g，降香6g，茯苓12g，白术12g，党参30g，桃仁10g，当归6g，生地黄20g，赤芍20g，龙骨25g，牡蛎25g，五味子10g，乌梅12g，黄芩12g，黄连6g，乳香6g，没药6g，五灵脂10g，木香10g，枳壳6g。6剂，水煎服，每日1剂。

嘱其规律起居，调畅情志，定时作息，适量运动，减少油腻、辛辣饮食物的摄入。

三诊（2017年11月8日）：服药后胸部憋闷，隐痛，时有心悸，乏力气短等症状消失，精神状态明显改善，舌淡红，苔稍腻，脉弦细。

中医辨证：心气得健，心脉通畅，形盛痰多，痰瘀易结。

治疗法则：健脾清热化痰，行气活血通脉。

方药：黄连温胆汤加减。黄连 10g，法半夏 12g，茯苓 12g，陈皮 6g，竹茹 12g，石菖蒲 12g，炙远志 12g，丹参 15g，川芎 10g，降香 6g，红花 6g，赤芍 20g，龙骨 25g，牡蛎 25g，厚朴 6g，葛根 15g，黄芩 12g，黄连 6g，乳香 6g，没药 6g，五灵脂 10g，木香 10g，枳壳 12g。6 剂，水煎服，每日 1 剂。

【按语】

冠心病的发病是在冠状动脉粥样硬化、冠状动脉狭窄的基础上发生冠状动脉供血不足，心肌急性缺血、缺氧引起的临床综合征，属于中医学"胸痹心痛"范畴。关于"胸痹心痛"的中医病机，本患者痰瘀互结兼气虚，当以"痰、瘀、虚"立论，主张着眼"痹"字，以"邪实痹阻心脉，不通则痛"为基本病机，故应该化痰浊、通血瘀、益气血辨治。

中医辨治疾病，重在明理，理明则法立，法立则方药出，《黄帝内经》言"审察病机，无失气宜""谨守病机，各司其属"即是明理之道。关于胸痹之基本病机，胸痹心痛者，心脉闭而不通而为痹，胸痹的中医根本病机应简化为"心脉痹"，临床疾病根据患者体质、病程之不同均有虚实之分，胸痹亦是如此，有心气虚、心阳虚者，有心阴虚、心血虚者，亦有形盛体实、心阴阳俱不虚者，但其之所以发病均为有形实邪痹阻心脉，不通则痛。据此，在本案治疗中，当着眼于"痹"字，以"邪实痹阻心脉，不通则痛"为基本病机，立足痰浊、血瘀辨治胸痹，取得较好临床疗效。

（二）活血化瘀通络合平肝通阳治疗冠心病

王某，男，59 岁，汉族。于 2018 年 5 月 10 日就诊。

主诉：反复胸闷痛伴心悸 6 月余。

现病史：患者确诊"冠心病、高脂血症"10 年，半年前因突发"心前区憋闷，疼痛，压榨感，伴晕厥"送入某医科大学附属医院住院治疗，诊断为急性左右心室下壁心肌梗死，冠心病，心源性休克。予冠状动脉造影后行支架置入治疗，治疗后予抗凝、降血脂、降血压规范治疗半年，但患者症状仍未缓解。

刻下症：心悸心慌，胸闷气短，时感头重足轻，行路不稳，稍活动或情绪激动时即感心悸，胸闷症状加重，大小便正常，纳眠尚可，舌红嫩，苔薄黄，脉滑数。

西医诊断：冠心病。

中医诊断：胸痹心痛（痰瘀互结，肝肾阴虚证）。

治法：活血化瘀通络，平肝养心通阳。

方药：桃红四物汤、枕中丹合丹参饮加减。生地黄 20g，桃仁 10g，红花 10g，赤芍 12g，枳壳 12g，川芎 9g，降香 9g，川牛膝 9g，延胡索 15g，桑寄生 12g，钩藤 15g（后下），龙骨 30g，牡蛎 30g（先煎），龟甲 30g（先煎），鳖甲 30g（先煎），五味子 15g，酸枣仁 30g，柏子仁 20g，炮甲珠粉 6g（冲服），丹参 15g，天麻粉 10g（冲服），甘草 6g。水煎服，每日 1 剂，日 3 服。

另嘱：清淡饮食，忌辛辣油腻食物；起居有节，注意休息；调畅情志，避免动怒，保持心情愉悦；禁烟酒。

二诊（2018 年 5 月 17 日）：患者服药后心悸心慌，胸闷气短等症状明显好转，头重足轻，行路不稳症状亦明显改善，精神状态转佳，诉现在平路快走时已不觉胸闷心悸。大小便正常，纳眠尚可，舌红嫩，苔薄黄，脉滑数。效不更方，加太子参 15g，南沙参 20g。

三诊（2018 年 5 月 24 日）：患者症状明显改善，大小便正常，纳眠尚可，舌红嫩，苔薄黄，脉滑。调整用药：生地黄 15g，桃仁 6g，红花 6g，赤芍 10g，枳壳 6g，川芎 6g，降香 6g，川牛膝 9g，桑寄生 12g，钩藤 15g（后下），天麻粉 10g（冲服），龙骨 20g，牡蛎 20g（先煎），五味子 15g，地龙 6g，土鳖虫 30g，丹参 15g，甘草 6g。

【按语】

冠心病、心肌梗死属于中医学"胸痹""真心痛"范畴，古人有"夕发旦死，旦发夕死"之谓，在西医学高度发达的今天，冠心病、心肌梗死仍是造成人类死亡的主要原因。随着冠状动脉支架置入术、冠状动脉搭桥术的开展，挽救了许多急性发作期患者的性命，但如何防止支架置入后的再狭窄，防止再次梗死，如何改善患者临床症状，提高患者生活质量，仍是西医学不能解决的问题。本例患者为冠心病，急性心肌梗死支架置入术后，心悸、心慌、胸闷症状明显，活血化瘀通络为治疗之常法，而本案勘透其肝肾阴虚、虚风内动的深层次病机，用平肝通阳法治疗，疗效显著。

冠心病、心肌梗死，为急性冠状动脉痹阻，虽采用支架置入，但难免会导致支架或血管壁的附壁血栓形成，导致冠状动脉的再次狭窄，故不论中医西医，活血化瘀，抗凝为治疗之常法。用桃红四物汤合丹参饮，活血化瘀，通心络，为对症之法。但该患者有长期高血压、高血脂病史，主症除了心悸、心慌、胸闷外，还有血压偏高，时感头重足轻，行路不稳的症状，故辨证为肝肾阴虚，虚阳上越，肝风内动之候，而对于该病伴见次症的治疗，取孔圣枕中丹加减治之。该方出自《备急千金要方》，汪昂云："此手足少阴经药也。龟者介虫之长，阴物之至灵者也；龙者鳞虫之长，阳物之至灵者也，借龟甲、龙骨二物之阴阳，以补人身之阴阳，龟甲滋补肝肾之阴，龙骨潜镇心肾之阳。又人之精与志，皆藏于肾，肾精不足，则志气衰，不能上通于心，故迷惑善忘也。远志，苦泄热而辛散郁，能通肾气上达于心，强志益智。石菖蒲，辛散肝而香舒脾，能开心孔而利九窍，去湿除痰。又龟能补肾，龙能镇肝，使痰火散而心肝宁，则聪明开而记忆强矣。"该方中龟甲、龙骨（曾师加鳖甲），血肉有情，滋补肝肾之阴，潜镇浮越之虚阳，佐用桑寄生、川牛膝补足少阴肾之阴阳；酸枣仁、柏子仁，养手少阴心之阴阳，肝肾同补，通补兼施，故疗效显著。

（三）温阳化饮治疗冠心病

董某，男，61岁。2014年8月19日初诊。

主诉：自觉胸闷胸痛伴背心发冷3年。

现病史：3年前诊断为冠心病，常常感觉心前区闷痛不适，有时心悸频发。就诊时虽正值暑热盛夏，仍症状明显，吹空调尤甚，3年来虽酷暑盛夏，仍不敢开空调，入冬则更甚，需加用自备毛背心，贴暖宝宝，症状稍缓，极为痛苦。伴见大便不成形，困倦，四肢沉重，午后久坐见双下肢凹陷性水肿，舌淡胖，苔白滑，脉沉细。

中医诊断：胸痹心痛（脾肾阳虚，水饮凌心证）。

治法：温补肾阳，补脾利水。

方药：真武汤加减。制附片 15g（先煎），茯苓 15g，白术 20g，干姜 10g，细辛 6g，白芍 20g，防己 12g，杜仲 20g，桑寄生 30g，川牛膝 15g，熟地黄 30g，黄芪 30g，丹参 15g，法半夏 15g，赤小豆 30g，猪苓 15g，甘草 6g。6 剂，水煎服，每日 1 剂。

二诊（2014 年 9 月 4 日）：服药后缠绵 3 年之背心发冷症状缓解，下肢浮肿消失，肢体沉重，困倦症状仍存，四肢酸痛，大便稀溏，舌淡红，苔薄白稍滑，脉细。

治法：温补脾肾，祛风胜湿通络。

方药：真武汤合独活寄生汤加减。制附片 12g（先煎），茯苓 15g，干姜 15g，炒白术 30g，蜈蚣 2 条，全蝎 6g，细辛 6g，鸡血藤 30g，淫羊藿 30g，巴戟天 10g，秦艽 12g，独活 10g，山茱萸 20g，桑寄生 30g，川牛膝 20g，木通 15g，猪苓 15g，甘草 6g。6 剂，水煎服，每日 1 剂。

三诊（2014 年 9 月 17 日）：服药后背心发冷症状消失，肢体沉重，四肢酸痛亦基本好转，精神转佳，饮食增加，大便基本成形，患者十分高兴，予四君子丸和金匮肾气丸常服收功。

【按语】

"阳气者，若天与日""阳主温煦"。肾阳为先天之精及元气所化，有温煦四肢百骸的作用，肾阳衰惫，后天脾阳失于温煦，《素问·经脉别论》言："饮入于胃，游溢精气，上输于脾。脾气散精，上归于肺，通调水道，下输膀胱。水精四布，五经并行，合于四时五脏阴阳，揆度以为常也。"脾阳虚衰，水饮在体内代谢发生异常，内停胁下、心下而成留饮。"病痰饮者，当以温药和之"，温阳以化饮为治饮病之纲领。本案为脾肾阳衰所致寒饮内停心下，饮邪内停，膀胱经阳气运行不畅，故见胸闷胸痛，心悸，背心发冷，虽暑月不减其症。水湿聚而不化，溢于肌肤，则四肢沉重、疼痛，水湿下注，则下肢浮肿，大便稀溏。首诊采用真武汤温阳利水，并补脾肾之阳气，温化寒饮，再加入防己、猪苓、赤小豆等利水渗湿之品利水逐饮。二诊心下留饮既减，背心发冷症状则缓，体内水饮得于温化，肢体之留饮尚存，故合用独活寄生汤祛风利湿通络。脾主四肢，且二诊时患者大便稀溏加重，虽有水湿得大便而出之机，但仍有脾阳尚不能振奋之虑，故减制附片量，重用干姜，易生白术为炒白术并加量至30g，意在温运脾阳，如离照当空，阴霾自化。三诊以补脾温肾收功，绝痰饮产生之源。

《金匮要略·痰饮咳嗽病脉证并治》云："夫心下有留饮，其人背寒冷如掌大。"立寒饮停于心下之辨证方法，并予苓桂术甘汤温阳化饮。本案背心发冷为其主症，病机亦为寒饮内伏，但细究其疾病之本源为"脾肾阳虚"，故曾定伦教授采用温阳利水之真武汤治之获效，实为知其常，达其变也。

（四）柴胡加龙骨牡蛎汤治疗冠心病

冉某，女，52岁。2014年7月25日初诊。

主诉：胸闷心悸伴气短半年。

现病史：半年前患者无明显诱因出现心悸，心慌，气短，活动后明显，伴见全身乏力，失眠多梦，情绪低落，忧思易怒等症。外院多次检查，西医诊断为冠心病，长期口服稳心颗粒、酒石酸美托洛尔片、银杏叶片和血塞通软胶囊等，症状无缓解，故来诊。

刻下症：胸闷，气短，活动后明显，心悸心慌，烦躁易怒，全身乏力，失眠多梦，精神较差，情绪低落，大小便正常，饮食尚可，舌淡红，苔薄，脉弦滑。

西医诊断：冠状动脉粥样硬化性心脏病。

中医诊断：胸痹心痛（肝郁血瘀证）。

治法：疏肝解郁，平肝宁神，活血通脉。

方药：柴胡加龙骨牡蛎汤、丹栀逍遥散合桃红四物汤加减。柴胡12g，黄芩12g，法半夏15g，龙骨25g（先煎），牡蛎25g（先煎），酸枣仁30g，柏子仁30g，五味子12g，牡丹皮12g，栀子10g，灵芝30g，合欢皮30g，赤芍20g，丹参20g，降香6g，桃仁12g，川牛膝20g，红花6g，川芎6g，甘草 6g，夜交藤 30g，知母 12g，生地黄 25g。6 剂，每日 1 剂，水煎服。

二诊（2014 年 8 月 5 日）：患者服药后心悸、心慌、胸闷、气短等症状明显好转，精神状态转佳，诉现在活动后及紧张时，稍觉胸闷心悸，夜卧口干苦，眠差梦多，情绪低落，大小便正常，舌红，苔薄滑，脉弦滑。

中医辨证：肝火灼液为痰，肝阳内扰心神。

治法：平肝潜阳安神，清热化痰宁心。

方药：黄连温胆汤、枕中丹合百合知母汤加减。黄连 10g，法半夏 15g，茯苓 15g，陈皮 6g，枳壳 12g，石菖蒲 12g，竹茹 12g，远志 12g，龙骨 25g，五味子 10g，郁金 12g，龟板 30g（先煎），鳖甲 30g（先煎），女贞子 20g，酸枣仁 12g，柏子仁 20g，墨旱莲 30g，百合 30g，知母 12g，浮小麦 30g，灵芝 30g。6 剂，每日 1 剂，水煎服。

三诊（2014 年 8 月 17 日）：患者诉上症明显改善，心悸、心慌、胸闷、气短症状基本消失，睡眠明显改善，情绪转佳。舌淡红，苔薄稍滑，脉细弦。

中医辨证：肝阳潜，肝火清，痰热化，心神宁。

治法：疏肝解郁，调冲任以善后。

方药：柴胡疏肝散合四物汤加减。柴胡 12g，黄芩 12g，法半夏 12g，枳壳 15g，当归 10g，酸枣仁 30g，夜交藤 30g，五味子 12g，茯苓 20g，白芍 30g，桑寄生 30g，女贞子 30g，川芎 6g，甘草 6g，太子参 30g，大枣 10g，墨旱莲 30g，知母 12g，熟地黄 25g。6 剂，每日 1 剂，水煎服。

【按语】

柴胡加龙骨牡蛎汤为治疗伤寒八九日，误用下法，伤其正气，邪气乘虚而入之变症。邪入少阳，枢机不利，胆热内郁则胸满而烦，胆火上炎，胃热上蒸，心神被扰则惊惕谵语；三焦不利，决渎失职，膀胱气化不利则小便不利；阳气内郁，不得宣达，气机壅滞则一身尽重而难于转侧。本证乃表证误下，邪气内陷，三焦不利，表里同病，虚实互见。治宜和解少阳，通阳泄热，重镇安神。柴胡加龙骨牡蛎汤中用小柴胡汤和解少阳，宣畅枢机，扶正祛邪，桂枝通阳达表，大黄泻热和胃，龙骨、牡蛎、铅丹重镇安神，茯苓淡渗利水，宁心安神，此方有个很明显的特点，即寒温并用，攻补兼施，安内解外。心藏神，肝藏魂。该例患者情绪低落，急躁易怒，肝木不舒，肝阳偏亢，郁而化火，内扰心神，则见心悸、心慌、失眠多梦，故首诊以柴胡加龙骨牡蛎汤合丹栀逍遥散，和解少阳，解郁平肝，安神宁心；肝失条达，营血上不养心脉，下不合冲任，故见心悸、气短、胸闷，故加桃红四物汤，养血活血，柔肝通脉。三方合用，肝阳潜，肝木达，心脉通，故疗效显著。

（五）以疏肝理气法为主治疗冠心病

赵某，女性，57 岁。2018 年 9 月 11 日初诊。

主诉：阵发性胸闷气短、胸痛 1 年余，加重 1 周。

现病史：患者 1 年余前无明显诱因出现阵发性胸闷气短、胸痛，于外院行冠状动脉造影检查提示前降支口部狭窄 50%，近中段狭窄约 85%。诊断：冠状动脉粥样硬化性心脏病。当时行前降支近中段置入支架术，术后规律服用阿司匹林肠溶片、氯吡格雷片和瑞舒伐他汀钙片等。有高血压病史 19 年，血压最高达 200/100mmHg，现规律服用厄贝沙坦氢氯噻嗪片，血压控制稳定。1 周前患者和家人吵架后胸闷痛症状加重，故来我院就诊。

刻下症：患者面色萎黄，精神抑郁，焦虑面容。胸闷短气，偶有胸部隐痛不适，偶感头痛，自感口干口苦，平素心情急躁，遇事恼怒时，症状明显加重。纳可，因胸闷致夜间睡眠中途醒来，醒后难以入睡，二便可。舌暗红，苔白腻，脉弦滑。

中医诊断：胸痹心痛（肝郁气滞，痰瘀互结证）。

治法：疏肝解郁，通阳泄浊，化痰开结。

方药：柴胡疏肝散合瓜蒌薤白半夏汤加减。柴胡 10g，香附 10g，郁金 10g，丹参 10g，川芎 10g，枳壳 10g，白芍 10g，白术 10g，茯苓 15g，山药 20g，淫羊藿 15g，薄荷 10g，瓜蒌 15g，石菖蒲 20g，法半夏 10g，炙甘草 10g。7 剂，每日 1 剂，水煎服。

二诊（2018 年 9 月 18 日）：患者正常面容，表情自然。诉服前方后情绪舒畅，胸闷症状明显好转，气短及头痛发作次数明显减少，仍有少许口干口苦。夜间未感胸闷，睡眠较前明显改善，二便调。舌暗红，苔白腻，脉弦滑。故守前方继服。

三诊（2018 年 9 月 25 日）：胸闷、气短、胸痛等症状已消失，予四君子汤收尾，嘱其保持心情舒畅。

方药：四君子汤加减。人参 10g，白术 10g，茯苓 15g，山药 20g，香附 15g，炙甘草 10g。7 剂，每日 1 剂，水煎服。

【按语】

《素问·举痛论》曰："百病生于气……九气不同，何病之生。"各种病因皆可让人"气乱"，进而导致胸痹心痛的发生。寒邪内侵，肺为华盖，其位在上，当先受邪。寒邪凝滞，致使气机停滞收引而不能舒展，故血行不畅而成瘀，不通则痛。同时阳气无法运行全身，无法温煦肺位，因不温则痛，遂出现其症。饮食不当，阻碍脾胃运化。脾胃为气机运转之枢纽，故脾胃受损，则气机运转难以维持，气机逆乱，乃至停滞。气机不行，则内生阴邪，进一步阻碍气机。加之不通则痛，气机不畅和阴浊邪气阻滞两者结合，故出现胸痹心痛等症状。《杂病源流犀烛》认为"七情除喜之气能散外，余皆足令心气郁结而为痛也"。本案患者和家人吵架主因情志失调，肝郁气滞，血行不畅，引起胸痹心痛。肝气不舒，心气不升，肺气不降，肾气不藏，脾气不转，所以气机运行不畅甚至紊乱，血亦同理。因气为血之帅，故气不行，血亦不通。七情不调致气机运行不畅，气血阴阳紊乱。劳累过度则使气耗，日久则气虚。气虚难以推动血液运行，则易生瘀血阻碍气机运行。脾胃气虚则难以运化水谷精微而易生痰浊。痰瘀进一步扰乱气机运行。故胸痹心痛的发病从气机不畅而起。《素问·举痛论》云："经脉流行不止，环周不休，寒气入经而稽迟……客于脉中则气不通，故卒然而痛。"《医碥》云："须知胸为清阳之分，其病也，气滞为多，气滞则痰饮亦停。"故气机不畅，则出现心痛等不适。脾胃轴承不转，则气机不畅甚至紊乱，运化失司，不能升清降浊，则痰浊瘀血等邪气从内而生，进一步阻碍气机运行。同时阳气不能跟随血液温煦全身。考虑不温则痛和不通则痛，故胸口憋闷疼痛，胀满不适。不治则进一步出现胸闷如窒。所以气机不畅，痰瘀互结是该病的主要病机。

柴胡为君，疏肝解郁。顺应春天特性，破除郁结，气从下而上，薄荷、白芍、香附和郁金为臣，助其疏肝之效。故气机得通，则胸部憋闷感和心痛之症得以消除。情绪也同时得以舒畅。丹参和川芎破心中郁结，同时活血化瘀，一举两得。气血运行无阻，则阳气运行全身。薄荷助肺宣发肃降，使呼吸得畅。淫羊藿为臣，补肾助其收纳。心肾恢复如常，则心气下降温煦于肾，肾阴上升滋润于心，即坎离结合。脾胃特殊，要攻补结合，山药、茯苓和白术重建中土，而形成轴承。白术和法半夏取二陈汤之意，消除痰浊阴邪。瓜蒌和石菖蒲同时清心中痰浊阴邪。四脏气机调畅，中焦脾土运化复常。纵观全方攻补兼施，收放有度，动静结合。

（六）以逐瘀通腑法为主治疗冠心病

吴某，男性，78岁。2018年8月5日就诊。

主诉：胸闷、心悸3个月。

现病史：患者3个月前无明显诱因出现胸闷、心悸，曾在外院诊为冠心病心功能不全3级，住院10余日不效而出院。

刻下症：患者胸闷憋气不能平卧，心悸气短，眠差，大便秘结，每5～7天需服用通便药物及开塞露后才能如厕，伴胁胀满疼痛，右胁按之痛，腰痛，恶心，无食欲，曾在某医院疑诊消化道肿瘤，患者拒绝进一步检查。面色紫暗，唇舌色青紫，双下肢重度指凹性浮肿，舌苔白而厚腻，脉弦滑。

中医诊断：胸痹心痛（血络瘀阻，阳明腑实证）。

治法：活血化瘀，泄浊通腑。

方药：大柴胡汤合桂枝茯苓丸加减。柴胡15g，黄芩10g，枳实10g，法半夏15g，赤芍15g，酒大黄10g（后下），桂枝15g，牡丹皮15g，桃仁15g，茯苓15g，大枣10g，生姜10g。6剂，每日1剂，水煎服。

二诊（2018年8月12日）：药后诸症已减轻，大便已通（不用其他通便药物及开塞露），食欲增加，面部及唇舌紫暗已明显缓解。守方继服7剂。

三诊（2018年8月19日）：患者胁腹疼痛、腹胀满消失，大便通畅，胸闷心悸基本消失，下肢浮肿明显减轻，精神状态改善，继以桂枝茯苓丸加减善后。

方药：柴胡 15g，法半夏 15g，赤芍 12g，桂枝 15g，牡丹皮 15g，桃仁 15g，茯苓 15g，大枣 10g，甘草 6g。7 剂，每日 1 剂，水煎服。

【按语】

桂枝茯苓丸出自《金匮要略》，方由桂枝、茯苓、赤芍、牡丹皮、桃仁五味药物组成。方中桂枝温通血脉而消瘀血；芍药活血中之滞，缓急止痛；桃仁、牡丹皮活血祛瘀；茯苓渗湿利水。该方具有活血化瘀、缓消癥块之功，原为妊娠宿有癥瘕以致漏下不止而设。张仲景提出，阳微阴弦是胸痹病因病机的概括，即上焦阳不足，下焦阴邪（包括血瘀、痰阻、寒凝、气滞等）盛，乃本虚标实之证。该患者瘀阻心络，故见胸痛、气虚，胸中大气下陷，故见气短，气不接续，善太息，活动耐力下降。在《伤寒论》与《金匮要略》中，张仲景并未对血瘀型的胸痹专门立方，桂枝茯苓丸活血化瘀，对于血络瘀阻型的胸痹，可以辨证施用。

《金匮要略·腹满寒疝宿食病脉证治》谓："按之心下满痛者，此为实也，当下之，宜大柴胡汤。"对于心脑血管疾病而见心悸胸痹者，胡希恕先生常用桂枝茯苓丸治疗。本案患者除胸闷、心悸、喘憋等，尚有胁腹疼痛、胀满不欲食、大便秘结等大柴胡汤证的表现，故予桂枝茯苓丸与大柴胡汤合方应用，疗效甚佳。